JASPER CAVEN

HUNGER
STOFFWECHSEL
RAUS AUS DER ABNEHMFALLE

Hinweis

Das Werk, einschließlich aller seiner Teile, ist urheberrechtlich geschützt. Das Werk darf, auch teilweise, nur mit schriftlicher Genehmigung des Autors wiedergegeben werden. Dies gilt sowohl für die Speicherung als auch für die Vervielfältigung oder Veröffentlichung, sowohl von Texten als auch von Grafiken und Tabellen.

Haftungsausschluss

Die Benutzung dieses Buches und die Umsetzung der darin enthaltenen Informationen erfolgt ausdrücklich auf eigenes Risiko. Der Autor kann für Schäden jeder Art, die sich durch Anweisungen dieses Buches ergeben, aus keinem Rechtsgrund eine Haftung übernehmen. Das Werk inklusive aller Inhalte wurde unter größter Sorgfalt erarbeitet. Der Autor übernimmt jedoch keine Gewähr für die Aktualität, Korrektheit, Vollständigkeit und Qualität der bereitgestellten Informationen. Druckfehler und Falschinformationen können nicht vollständig ausgeschlossen werden. Es kann keine juristische Verantwortung sowie Haftung in irgendeiner Form für fehlerhafte Angaben und daraus entstandene Folgen vom Autor übernommen werden.

ISBN 978-3-0006-5224-0 · © 2020 omos media GmbH · Berliner Allee 68 · 13038 Berlin

INHALT

WAS DIE ABNEHMINDUSTRIE DIR NICHT VERRATEN MÖCHTE

Hi, mein Name ist Jasper Caven. Ich bin studierter Ernährungsberater, Dozent und Buchautor und helfe Menschen seit über 10 Jahren ihr Wunschgewicht zu erreichen. Und vor allem sorge ich dafür, dass sie ihr neues Gewicht auch dauerhaft halten. Das war aber nicht immer so …

Zu Beginn meiner Ernährungsberatung hatte ich kaum Erfolg. Es kamen frustrierte Kunden zu mir, die schon ein dutzend gescheiterte Diätversuche hinter sich hatten. Und nun saßen sie bei mir und bekamen die nächste Diät empfohlen. Die meisten meiner Kunden brachen die Diäten frustriert ab. Und die wenigen, die sie bis zum Ende durchhielten, hatten ihr Gewicht schon wenige Monate später wieder auf den Rippen.

Damals hatte ich schlicht und ergreifend noch nicht verstanden wie der Stoffwechsel des menschlichen Körpers funktioniert und warum diese Diäten zum Scheitern verurteilt sind.

Ich selbst war schon mein ganzes Leben lang recht schlank und dachte immer, dass das an meiner Genetik liegen muss. Dem war jedoch nicht so. Als ich 2011 dann anfing Ernährungsberatung zu studieren, verstand ich nach und nach wie der Stoffwechsel funktioniert und wie man ihn manipulieren kann. Jetzt begriff ich auch, dass ich meinen Stoffwechsel schon mein Leben lang beschleunigt hatte, ohne es überhaupt zu merken. Ich habe unbewusst Methoden angewendet, die dafür sorgen, dass ich deutlich mehr Kalorien verbrannt habe. Darum konnte ich auch immer essen so viel ich wollte, ohne zuzunehmen.

Nach meinem Studium war mir klar, dass Diäten keinen langfristigen Erfolg bringen. Wer abnehmen und dauerhaft schlank bleiben möchte, muss seinen Stoffwechsel so beschleunigen, dass der Körper dauerhaft mehr Kalorien verbrennt. Darum habe ich mich hingesetzt und alle Studien zu diesem Thema gelesen. Und wenn ich sage alle, dann meine ich wirklich alle. Ich habe weit über 1.000 Studien ausgewertet und daraus sechs

Schritte abgeleitet, die deinen Stoffwechsel beschleunigen. Damit nimmst du automatisch ab, ohne dich runterzuhungern oder auf alles verzichten zu müssen, was gut schmeckt.

Mir war es wichtig, die Schritte so einfach und praxisnah wie möglich niederzuschreiben. Denn nur wenn du sie wirklich im Alltag umsetzt, wirst du auch Erfolg haben. Dennoch wirst du an meinem Werdegang gesehen haben, dass ich sehr wissenschaftlich arbeite. Du findest im Text daher immer wieder kleine Hochzahlen hinter einzelnen Sätzen, die genau angeben, welche Quelle meine Aussage belegt. Diese Quellen stehen am Ende des Buches und sind dort nach Hochzahlen sortiert.

Gleichzeitig war mir aber wichtig, dass dies kein schwer verständliches Fachbuch mit 600 Seiten wird. Mein Wunsch ist es, dass du so schnell wie möglich an dein Ziel kommst. Dafür habe ich die wichtigsten Tipps und Schritte für dich komprimiert, damit du nicht erst wochenlang trockene Theorie wälzen musst, bevor du ins Handeln kommst.

Vielleicht fragst du dich jetzt, warum du bisher in keiner Zeitschrift gelesen hast, wie eine Stoffwechselbeschleunigung funktioniert? Der Gesundheits- und Abnehmmarkt ist mittlerweile sehr groß, doch die wenigsten der dort agierenden Firmen haben ihre Leidenschaft zum Beruf gemacht. Bei den meisten geht es rein um wirtschaftliche Interessen Darum verkaufen sie eine Diät nach der anderen. Jede Woche erscheint eine neue „Wunderdiät" in einer der Frauenzeitschriften. Ananasdiät, Kohlsuppendiät, Fasten, nichts mehr essen nach 18 Uhr und so weiter …

Aber hätte die Diät der letzten Woche wirklich funktioniert, warum gibt es dann diese Woche schon wieder eine neue? Die Abnehmindustrie verdient nur dann Geld, wenn du weiter abnehmen musst. Würdest du dein Gewicht einmal reduzieren und dann für immer schlank bleiben, würden sie kein Geld mehr verdienen. Darum bringen sie eine Crash-Diät nach der nächsten auf den Markt und bei jeder Diät verlierst du wieder mehr Muskulatur und dein Stoffwechsel fährt immer weiter nach unten, bis du dauerhaft von Diät zu Diät lebst. Und genau da möchte ich dir raus helfen!

MEIN STOFFWECHSEL-COACHING

Jeden Tag bekomme ich Nachrichten von Menschen wie dir, die ihre Erfolgsgeschichten erzählen: Unglaublich viele Leute haben ihren Alltag schon positiv verändert - und zwar genau mit dem Buch, das du in den Händen hältst. Sie leben heute gesünder und mit mehr Leichtigkeit.

Ich freue mich jedes mal über diese Geschichten, denn sie zeigen mir: Das Buch ist wirklich ein Sprungbrett auf deinem Weg zum Abnehm-Erfolg.

Viele Leser schreiben mir mit ganz speziellen Fragen zu ihrer Lebenslage, ihrer Ernährung oder ihrem idealen Startpunkt auf dem Weg zum Wunschgewicht. Manchmal braucht man individuelle Antworten, um sich sicher zu fühlen und durchzustarten! Vielleicht erkennst du dich darin wieder?

Denn genau da möchte ich mit dir ansetzen: In meinem Stoffwechsel-Coaching sorgen wir dafür, dass du deine ganz persönlichen Ziele erreichst - und ich begleite dich auf jedem Schritt dieses Weges. Dieses exklusive Coaching biete ich ausgewählten Leuten an und berate dich als direkter Ansprechpartner gemeinsam mit meinem Experten-Team.

Was ist der erste Step für dich? Ein kostenloses Beratungsgespräch mit mir hat sich als am effektivsten erwiesen. Wir finden in einem persönlichen Gespräch zusammen heraus, was dein aktueller Status und deine Ziele sind - sag mir, wo du hin möchtest und ich finde mit dir gemeinsam einen Weg!

Wohin führt dich der Weg? Deine Abnehm-Motivation könnte sein...

... vitaler im Job und beschwerdefreier im Alltag zu sein.

... dich in deinem Körper beim Blick in den Spiegel wohler zu fühlen.

... mehr Ausdauer beim Spielen mit den Kindern zu haben.

Also: Lass uns gemeinsam besprechen, wo es hingehen soll. Ich begleite dich auf jedem Schritt zu deinem dauerhaften Abnehm-Erfolg!

Bewirb dich direkt auf ein kostenloses Beratungsgespräch:

jaspercaven.de/bewerbung

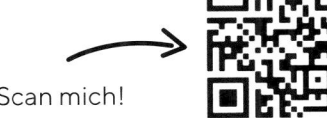

Scan mich!

WARUM ÜBERGEWICHT SO GEFÄHRLICH IST

„Montag 6:00 Uhr, der Wecker klingelt. Marions Rücken tut schon weh, als sie noch im Bett liegt. Sie fühlt sich müde. „Schlafapnoe-Syndrom" nennen die Ärzte ihre Atemaussetzer in der Nacht. Verschlafen quält sie sich ins Kinderzimmer ihrer Tochter. Sich zu ihr herunter zu bücken fällt ihr schwer. Sie weckt die Kleine, für ein gemeinsames Frühstück fehlt bei dem stressigen Alltag meist die Zeit. Überstürzt verlässt sie das Haus, die drei Stockwerke zu Fuß herunter zu eilen bringt sie außer Atem. Dennoch hat sie es pünktlich in die S-Bahn geschafft. Durch die Vibration der Bahn beginnen die Schmerzen in ihrer Lendenwirbelsäule regelrecht zu pochen…"

Genau so sieht der Morgen vieler meiner Kundinnen aus. Immer wieder schildern sie mir detailliert ihre Beschwerden. Denn heutzutage dreht sich alles um das Körpergewicht; nicht nur optisch, auch der Alltag und das Wohlbefinden werden stark beeinflusst. Zusätzlich steigt das Risiko für Zivilisationskrankheiten wie Bluthochdruck, Diabetes mellitus Typ 2, Krebs, Herzinfarkte und Schlaganfälle deutlich an. Dennoch sind zwei Drittel der Männer und über die Hälfte der Frauen in Deutschland übergewichtig.[1] Und das obwohl es so viele Diätprogramme auf dem Markt gibt wie nie zuvor.

Doch ab wie vielen Kilogramm Körpergewicht ist man denn eigentlich zu dick? Hier soll der Body-Mass-Index (BMI) aufklären. Hierbei wird dein Körpergewicht in Kilogramm durch deine Körpergröße in Metern hoch zwei geteilt. Du kannst deinen BMI ganz einfach auf meiner Webseite ausrechnen: **https://jasper-caven.de/bmi**

Das Ergebnis zeigt dir, wie dicht du an deinem Normalgewicht liegst und wie hoch das Risiko ist, unter Begleiterkrankungen zu leiden. Der Body-Mass-Index hat jedoch einige Schwachstellen. Das Risiko an Zivilisationserkrankungen zu leiden wird nicht vom reinen Körpergewicht, sondern von einem zu hohen Fettanteil begünstigt. Da der BMI-Rechner jedoch keine Aussage über den Körperfettanteil treffen kann, kann er auch keine genaue Aussage über das Risiko einer Erkrankung treffen. So hätte z.B. Arnold Schwarzenegger in der besten Form seines Lebens einen stark erhöhten BMI gehabt.

Natürlich haben die wenigsten Menschen so viele Muskeln wie Arnold Schwarzenegger. Für Nicht-Sportler ist der BMI also schon einmal geeigneter. Aber auch hier kann es zu Schwankungen kommen. Eine Frau, die mit starken Wassereinlagerungen zu kämpfen hat würde durch das zusätzliche Gewicht auch im BMI hochgestuft werden. Die Wassereinlagerungen erhöhen jedoch nicht das Risiko für Zivilisationskrankheiten.

Selbst wenn der BMI den Körperfettanteil miteinbeziehen könnte, reicht auch dieser allein nicht aus, um ein Risiko zu bestimmen. Es gibt verschiedene Typen der Fettverteilung: den Apfel-Typ, bei dem sich das Fett hauptsächlich im Bauchbereich ansiedelt, und den Birnen-Typ, bei dem das Fett vor allem an Bauch, Beinen und Po sitzt. Das Fettgewebe am Bauch, insbesondere das viszerale Fett im Bauchinnenraum, ist jedoch wesentlich hormonaktiver und hat darum größere Auswirkungen auf die Gesundheit. Um zu bestimmen, wie hoch das Risiko für die oben aufgeführten Erkrankungen ist, muss also das Bauchfett berechnet werden. Da der BMI-Rechner dies nicht ermöglicht, gibt es hierfür den Taille-Hüft-Quotienten, welcher Richtwerte für eben dieses Risiko angibt.

Der Taille-Hüft-Quotient (THQ) ermittelt das Verhältnis zwischen Taille und Hüfte. Hierfür misst man mit einem Maßband den Umfang von Taille und Hüfte und teilt anschließend den Taillenumfang durch den Hüftumfang. Man misst die Taille zwischen Rippenbogen und Beckenkamm und die Hüfte an der dicksten Stelle. Du kannst deinen THQ einfach auf meiner Webseite ausrechnen: **https://jasper-caven.de/thq**

Im Gegensatz zum Body-Mass-Index kann hierbei keine Aussage über das Körpergewicht, dafür aber über das Krankheitsrisiko getroffen werden. Liegt dein Wert über:

- 0,85 als Frau
- 1,0 als Mann

so besteht ein hohes Risiko für Herzinfarkt und Schlaganfall, da das viszerale Fettgewebe stoffwechselaktiver als Fettpolster an Hüfte, Beinen oder Po ist.

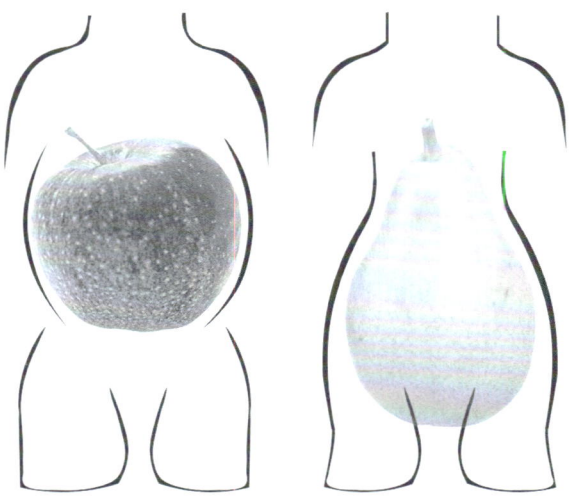

Mit dem THQ kann man Körpertypen nun auch in die bekannten Kategorien des „Apfel-Typs" und „Birnen-Typs" einordnen. Beim Apfel-Typ ist das Risiko an Zivilisationskrankheiten zu leiden wesentlich höher, da bei diesem Typ wesentlich mehr viszerales Fett vorhanden ist. Meist neigen Männer eher zum Apfel-Typ, da sich das Fett bei ihnen primär im Bauchraum ansammelt. Viele Frauen haben eher eine birnenförmige Verteilung des Fettes an Bauch, Hüfte und Beinen. Dennoch gibt es auch Frauen, die eher zum Apfel-Typ neigen.

Aber auch die Kategorisierung nach dem THQ hat einen großen Kritikpunkt. Es stimmt zwar, dass das viszerale Fettgewebe wesentlich aussagekräftiger in Bezug auf Zivilisationskrankheiten ist als der BMI, es sollte jedoch eher die Gesamtmenge als das Verhältnis betrachtet werden. Wenn der Fettanteil sowohl an der Hüfte als auch an der Taille gleichmäßig ansteigt, wächst das viszerale Fettgewebe; da aber auch der Hintern wächst, bleibt das Verhältnis gleich. Um diesen Messfehler auszuschlie-ßen, sollte zusätzlich zum THQ auch der reine Bauchumfang gemessen werden. Folgende Werte gelten dabei als Obergrenze:

- Frauen: 88 cm
- Männer: 102 cm

Übersteigt der Bauchumfang diese Werte, so dient der THQ nicht mehr als adäquate Messmethode, da der absolute Anteil an Bauchfett bereits zu hoch ist.

Auch der gesamte Körperfettanteil kann berücksichtigt werden. Die folgenden Bereiche gelten als normaler Körperfettanteil:

- Mann: 10 – 20 %
- Frau: 20 – 30 %

Den eigenen Körperfettanteil kann man in den meisten Fitnessstudios oder beim Arzt ermitteln lassen. Aber auch viele digitale Körperwaagen zeigen heutzutage den Körperfettanteil mit an.

GIBT ES DEN HUNGERSTOFF- WECHSEL WIRKLICH?

Wenn man sich anschaut, wie sehr Übergewicht den Alltag beeinträchtigt, ist es nicht verwunderlich, dass Menschen sich in eine Diät nach der anderen stürzen. Das große Problem hierbei ist aber, dass klassische Diäten fast immer im Hungerstoffwechsel enden.

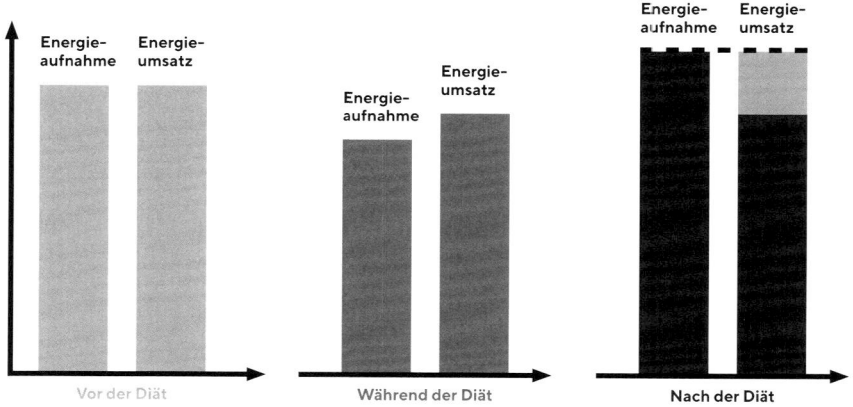

Wenn du weniger isst, versucht dein Gehirn dein Verlangen zu steigern, sodass du mehr Kalorien aufnimmst. Ist jedoch wirklich keine Nahrung greifbar oder du schaffst es trotz Gelüsten zu widerstehen, greift dein Körper in deinen Stoffwechsel ein. Dies wird dann als „Hungerstoffwechsel", „eingeschlafener Stoffwechsel" oder „langsamer Stoffwechsel" bezeichnet.

Immer wieder wird diskutiert, ob der Stoffwechsel sich überhaupt verlangsamen kann. Dies ist jedoch reine Wortklauberei, denn tatsächlich dreht sich die Diskussion nur darum, ob bestimmte Prozesse wirklich als „Stoffwechselprozesse" bezeichnet werden können. So zählen manche z.B. eine reduzierte Aktivität im Alltag nicht als Stoffwechselparameter. Dies stimmt jedoch nicht ganz, denn wie aktiv wir sind und wie viel wir uns bewegen wird von Stoffwechselparametern und Hormonen beeinflusst.

Wenn von einem langsamen Stoffwechsel die Rede ist, ist damit eigentlich der Kalorienverbrauch gemeint. Und eins ist Fakt: Wird die Nahrungsaufnahme drastisch reduziert, verringert sich der Kalorienverbrauch. Dieser Effekt beginnt bereits bei einem kleinen Kaloriendefizit. Je größer dieses ausfällt, desto stärker wehrt sich der Körper und drosselt den Kalorienverbrauch.

Das ist eigentlich eine sinnvolle Strategie des Körpers, denn wenn er in Zeiten der Hungersnot weniger Kalorien verbraucht, dauert es länger bis er verhungert, womit sich die Chance erhöht, doch noch Nahrung zu finden.

In der Praxis nehmen viele Menschen, die ihre Kalorien drastisch reduzieren darum viel weniger ab als erwartet. Das kann zum einen daran liegen, dass sie es schlichtweg nicht schaffen, sich dauerhaft an die radikale Diät zu halten, zum anderen aber auch an der Stoffwechselanpassung.[2]

GESUNKENER KALORIENVERBRAUCH

Es gibt viele Faktoren, die dafür sorgen, dass der Kalorienverbrauch durch eine Diät sinkt. Das Problem ist, dass die Kalorienaufnahme nach einer Diät meist schnell wieder ansteigt. Entweder auf die gleiche Zufuhrmenge wie vor der Diät oder sogar darüber hinaus, denn der Körper signalisiert nun mehr Hunger. Der Kalorienverbrauch ist jedoch niedriger als vor Diätbeginn. Zum einen, weil das Körpergewicht reduziert wurde und zum anderen, weil der Stoffwechsel runtergefahren ist.[3][4] Dies ist keine Methode, die langfristigen Erfolg bringt. Faktoren, die den Kalorienverbrauch senken können, sind:

- körperliche Aktivität
- Gehirnleistung
- Thermogenese
- Mitochondrienzahl
- Körpergewicht
- Hormonhaushalt

REDUZIERTE AKTIVITÄT

Die reduzierte Bewegung im Alltag kann sich bewusst bemerkbar machen, viele Prozesse laufen jedoch auch unbewusst ab.[5] Ist man von der Diät erschöpft, entschließt man sich vielleicht lieber einen Abend vor dem Fernseher zu verbringen, anstatt mit Freunden tanzen zu gehen. Oder es wird der Fahrstuhl statt der Treppe benutzt.

Dies sind zwar bewusste Entscheidungen, häufig merken wir jedoch gar nicht, dass wir uns weniger bewegen. Wer früher oft unruhig mit den Knien gewippt hat, hört auf einmal damit auf.[6] Wer sonst beim Aktensortieren gestanden hat, erledigt diese Tätigkeit nun im Sitzen, usw. Der Spielraum, in dem Kalorien eingespart werden ist hierbei sehr groß. Davor sind auch sportlich aktive Menschen nicht geschützt[7], obwohl diese sich oft in Sicherheit wiegen. Denn wer Sport macht, hat doch sicher genug Bewegung.

Dies stimmt jedoch nur bedingt. Wenn z.B. eine Stunde Sport am Tag getrieben wird, wobei 300 kcal verbrannt werden, dafür jedoch beim Arbeiten nun drei Stunden mehr im Sitzen statt im Stehen oder Gehen verbracht werden, wurden hierbei eventuell schon 150 kcal eingespart. Das tatsächliche Kaloriendefizit beträgt nun also nur noch 150 kcal. Vor allem Menschen, die den Sport nicht gewohnt sind fühlen sich dadurch oft noch erschöpfter. So wird nach dem Training ein kurzer Mittagsschlaf gemacht und statt abends eine Stunde mit dem Hund raus zu gehen, wird nur noch eine schnelle Runde um den Block gedreht und die restliche Zeit liegend auf der Couch verbracht.

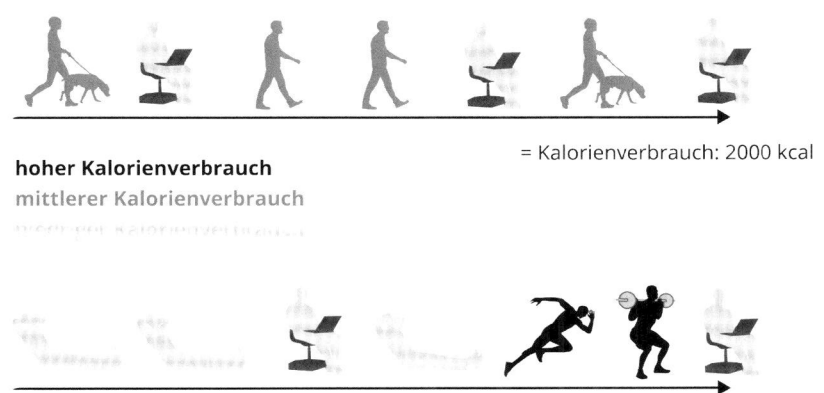

hoher Kalorienverbrauch

mittlerer Kalorienverbrauch

= Kalorienverbrauch: 2000 kcal

= Kalorienverbrauch: 2000 kcal

Wenn hierdurch noch einmal 150 kcal eingespart wurden, entsteht zwar das subjektive Gefühl durch die eine Stunde Sport sehr aktiv gewesen zu sein, durch die reduzierte Aktivität im Alltag bleibt die Kalorienbilanz jedoch gleich.[8] Wenn nun unbewusst noch etwas mehr gegessen wird, da der Hunger ansteigt, nimmt man sogar trotz des zusätzlichen Sports zu.[9]

Versteh mich bitte nicht falsch, Sport ist nichts Schlechtes. Du musst nur trotz Sport darauf achten, dich viel im Alltag zu bewegen. Vielen Menschen hilft es hierfür einen Schrittzähler zu tragen, z.B. in einer Fitnessuhr oder per App im Handy. So werden sie immer wieder daran erinnert, sich im Laufe des Tages genug zu bewegen und wenigstens 10.000 Schritte am Tag zurückzulegen.

REDUZIERTE GEHIRNLEISTUNG

Ebenso wie die Bewegungsaktivität sinkt, reduziert sich auch der Kalorienverbrauch des Gehirns. Auch hier können die Einsparungen bewusst oder unbewusst ablaufen. Wer erschöpft ist wird sich wohl eher vor den Fernseher setzen, statt eine weitere Sprache oder ein Instrument zu lernen, da das Gehirn sich hierbei weniger anstrengen muss. Zu den unbewussten

Einsparungen der Gehirnleistung zählen z.B. eine reduzierte Aufmerksamkeitsspanne, Konzentrationsfähigkeit oder Stressresistenz.

REDUZIERTE THERMOGENESE

Im Gegensatz zu Kaltblütern, deren Körpertemperatur entsprechend der Umgebung wechselt, muss der Mensch bei kühlen Temperaturen Energie aufwenden, um seine Körpertemperatur aufrecht zu erhalten. Die normale Körpertemperatur liegt in etwa bei 36,5 – 37°C. Diese aufrecht zu erhalten ist sehr wichtig, da nur so die Enzyme und Stoffwechselprozesse im Körper arbeiten können.

Wird die Energiezufuhr drastisch reduziert, wird die Wärmeproduktion herunter gefahren, um den Körper vor dem Verhungern zu schützen.[10][11] Darum frieren auch die meisten Menschen, die eine Crash-Diät machen. Je drastischer die Kalorien reduziert werden, desto stärker versucht der Körper die Thermogenese (Wärmeproduktion) herunter zu regulieren.[12]

Kennst du diese Situation, wenn eine Kollegin mal wieder eine der Crash-Diäten aus einem Magazin macht und mit zwei Pullovern im Büro sitzt? Während alle Kollegen den warmen Tag im T-Shirt genießen, sitzt sie da und fröstelt.

Aber immerhin lohnen sich ihre Qualen, oder? Leider nein. Sie isst zwar kaum noch etwas, aber erfolgreich abnehmen wird sie nicht.

Wird die Kalorienzufuhr beispielsweise um 300 kcal gesenkt, die Wärmeproduktion jedoch auch um 100 kcal herunter reguliert, bleiben nur noch 200 kcal übrig, die aus den körpereigenen Fettreserven bereitgestellt werden müssen. Dadurch nimmt man wesentlich weniger ab als erwartet.[13] Wie stark die Thermogenese herunter reguliert wird ist individuell sehr verschieden.

Je weniger gegessen wird, desto stärker wird sie reduziert. Auch die Schilddrüsenhormone haben einen starken Einfluss auf die Thermogenese.[14][15]

Normale Ernährung   ## Diät

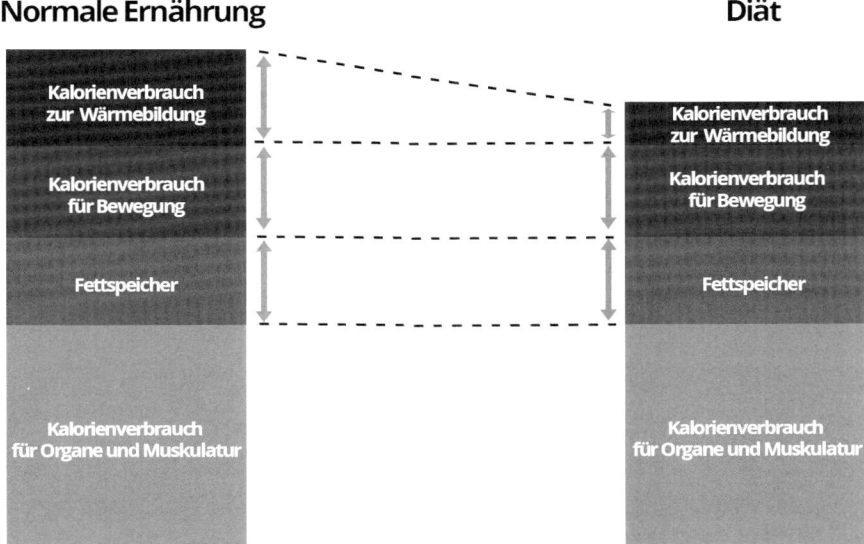

So kann es passieren, dass man seine Kalorienzufuhr reduziert und dennoch nicht abnimmt[16], da primär Wärme eingespart wird. Und das Schlimmste ist: Der reduzierte Kalorienverbrauch kann auch nach der Diät weiter fortbestehen.[17]

REDUZIERTE MITOCHONDRIEN

Die Mitochondrien sind die Kraftwerke der Zelle; hier wird die Energie verbrannt. Je mehr Mitochondrien man besitzt, desto mehr Fett kann verbrannt werden. Wird die Nahrungszufuhr stark eingeschränkt, reduziert der Körper die Anzahl der Mitochondrien. Dadurch werden auch die Fettverbrennung und Wärmeproduktion weiter herunter reguliert.

GEWICHTSVERLUST

Wenn du abnimmst, verbrauchst du mit der Zeit weniger Kalorien. Einer der Hauptgründe hierfür, neben der höheren Inaktivität und einer reduzierten Wärmeproduktion, ist das geringere Körpergewicht. Denn auch Fett- und Muskelgewebe, das nicht benutzt wird muss mit Nährstoffen und Energie versorgt werden.[18] [19] Muskulatur verbraucht hierbei deutlich mehr Kalorien als Fettgewebe. Während 1 kg Fett ca. 4 - 5 kcal pro Tag benötigt, um am Leben erhalten zu werden, braucht 1 kg Muskulatur bereits 10 - 15 kcal pro Tag.[20] Auch wenn die Kalorienmenge häufig viel zu hoch eingeschätzt wird, kann der Kalorienverbrauch durch eine Gewichtsreduktion deutlich sinken.

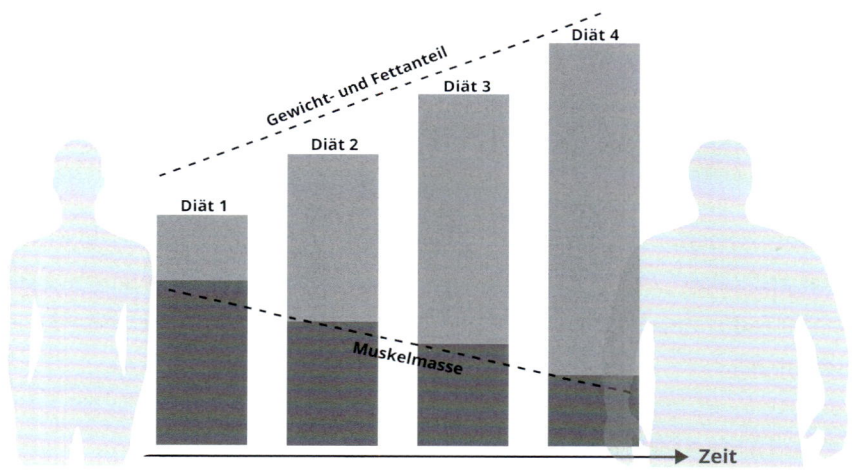

Nimmst du z. B. 10 kg Fett und 3 kg Muskeln ab, verbrauchst du am Tag etwa 85 kcal weniger als vorher. Diese Werte können natürlich schwanken, je nachdem wie viel und was du abnimmst. In einer Studie nahmen die Probanden 4 - 15 kg ab und ihr Kalorienverbrauch reduzierte sich dabei um 48 - 204 kcal.[21] Im Durchschnitt haben sie ihr Körpergewicht um etwa 9,5 kg gesenkt und ihren Kalorienverbrauch dabei um etwa 126 kcal gedrosselt; also um deutlich mehr als die 85 kcal aus meiner Beispielrechnung mit einem Gewichtsverlust von 10 kg Fett und 3 kg Muskeln. Das kann zum einen bedeuten, dass die Probanden prozentual mehr Muskulatur verloren haben als in meinem Beispiel. Andererseits konnte der

Kalorienverbrauch auch in der Studie nicht nur über die Reduzierung des Körpergewichts erklärt werden. Auch wenn die Gewichtsreduktion für den größten Anteil des reduzierten Kalorienverbrauchs verantwortlich war, waren bis zu 29 % auf andere Faktoren zurückzuführen. Diese Rechnung bezieht sich jedoch nur auf den Kalorienverbrauch in Ruhe. Je leichter du wirst, desto geringer wird auch dein Kalorienverbrauch bei Aktivitäten. Wenn du 75 kg wiegst, verbrauchen deine Beinmuskeln bei einem Spaziergang mehr Kalorien, als wenn du nur 60 kg auf die Waage bringst.[22][23]

Je leichter du wirst, desto weniger Kalorien verbrauchst du also auch. Das gleiche Phänomen tritt aber mitunter auch bei übergewichtigen Menschen auf. Insbesondere wenn viele Crash-Diäten gemacht werden, ohne dabei genügend Protein zu essen oder Kraftsport zu betreiben, reduziert sich der Muskelanteil. Nach Abbruch der Diät werden die alten Essgewohnheiten wieder aufgenommen und der Körperfettanteil steigt erneut an. Von Crash-Diät zu Crash-Diät sinkt somit der Anteil an Muskulatur, während der Körperfettanteil steigt. Dadurch verbrauchen diese Menschen trotz eines hohen Körpergewichts wesentlich weniger Kalorien als erwartet.

HORMONUMSTELLUNG

Im menschlichen Körper gibt es viele verschiedene Hormone. Diese beeinflussen Enzyme und setzen darüber bestimmte Prozesse in Gang. Es gibt Hormone, die eher aufbauende Prozesse fördern und solche, die abbauende Prozesse fördern. Da es wenig Sinn macht, neues Gewebe aufzubauen, nur damit es im nächsten Moment durch die Aktivität bestimmter Hormone wieder abgebaut wird, steuert das Gehirn die Hormonausschüttung so, dass die Gegenspieler sich nicht in die Quere kommen. Das Ausschütten eines bestimmten Hormons unterdrückt also die Ausschüttung eines anderen Hormons.

Die folgenden Hormone werden während einer Crash-Diät gesenkt:

- Adrenalin
- Dopamin
- Noradrenalin
- Testosteron
- Triiodthyronin (das Schilddrüsenhormon T3)

Schafft das Gehirn es nicht diese Hormone herunter zu regulieren, so deaktiviert es die dazugehörigen Rezeptoren. In diesem Fall sind die Hormone zwar genauso aktiv wie vorher, haben jedoch eine reduzierte Wirkung. Denn wenn sie nicht am passenden Rezeptor andocken können, um Enzyme zu aktivieren, werden auch keine abbauenden Prozesse in Gang gesetzt. Durch die Reduktion der Hormone sinkt dann der Kalorienverbrauch.

Aber nicht nur Diäten senken die Hormone ab, auch Stress und Schlaf haben einen großen Einfluss auf deinen Hormonhaushalt.

STRESS

Stress greift in den Hormonhaushalt ein und gerade bei einem großen Kaloriendefizit, hat man eine geringere Stresstoleranz. Die Kombination aus Stress und einer Crash-Diät ist also besonders schädlich. Hierbei wird zwischen „Disstress" und „Eustress" unterschieden. Eustress ist meist punktuell und entsteht dann, wenn man viel erledigen und strukturieren muss, dabei aber große Vorfreude verspürt, wie z.B. beim Planen einer Hochzeit. Disstress hingegen ist der Stress, der dich erschöpft, sowohl körperlich als auch mental, und sich sehr belastend anfühlt. Probleme bei dauerhaftem Disstress sind:

- erhöhte Ausschüttung des Stresshormons Cortisol
- erhöhte Entzündungsfaktoren

- erhöhte Fettspeicherung in der Leber
- erhöhte Übersäuerung in der Zelle
- erhöhter Muskelverlust
- gestörte Zuckerverbrennung
- Heißhungerattacken
- mehr Hunger

Hauptverantwortlich hierfür ist das Hormon Cortisol. Auch hier haben wir es wieder mit einem Mechanismus aus der Urzeit zu tun. Momente von großem Stress bedeuteten für den Urmenschen meist eine lebensbedrohliche Gefahr, also z.B. das Flüchten vor Raubtieren, der Kampf gegen Tiere oder andere Menschen oder das Überwinden gefährlicher Landschaften. In diesen Situationen musste der Körper so viel Energie wie nur möglich bereitstellen können, da er nur dann blitzschnell reagieren und z.B. seine Muskeln anspannen kann. Um dies zu gewährleisten, wird Cortisol ausgeschüttet. Cortisol unterstützt jedoch nicht nur den fettverbrennenden Effekt von Adrenalin und Noradrenalin, sondern sorgt auch für einen Eiweißabbau und eine gesteigerte Neubildung von Zucker aus Eiweiß. Darum sorgt ein dauerhaft hoher Cortisolspiegel auch für eine Reduktion der Muskelmasse. Denn wenn nicht genügend freies Eiweiß im Körper ist, wird Eiweiß aus der Muskulatur gelöst. Außerdem wird durch diesen Mechanismus die Insulinresistenz gefördert, da wir heutzutage zwar viel Stress haben, die hohe körperliche Aktivität des Urmenschen uns jedoch fehlt. In Stresssituationen reichert sich das Blut also mit Fettsäuren und Zucker an, welche dann nicht verbrannt werden. Damit das Blut nicht zu dickflüssig wird, filtert die Leber den überschüssigen Zucker aus dem Blut und speichert ihn in sich selbst. Das Problem ist jedoch, dass sie nur etwa 80 - 120 g Zucker einlagern kann. Die überschüssigen Kohlenhydrate wandelt sie zu Fett um und transportiert dieses anschließend in die Fettzellen.

Auch auf das Hungergefühl hat Stress einen Einfluss, der sich jedoch individuell sehr unterschiedlich bemerkbar macht. Manche Menschen haben bei einem hohen Stresslevel kaum noch Appetit und vergessen das Essen mitunter komplett; später bekommen sie dann regelrechte Heißhungerattacken. Andere fangen bei Stress direkt an mehr zu essen und insbesondere zwischendurch viele Süßigkeiten zu knabbern. Beides ist fürs Abnehmen sehr hinderlich.

SCHLAF

Der Schlaf hat einen großen Einfluss auf die Hormonproduktion und somit auch auf die Gewichtsregulation. Unser Körper hat eine innere Uhr und auch wenn er natürlich keine Sekunden, Minuten oder Stunden unterscheiden kann, erkennt er sehr wohl Tageszyklen wie Tag und Nacht. Je nach Tageszeit werden verschiedene Hormonmengen gebildet und ausgeschüttet. So sind Hormone, die deine Verdauung beeinflussen nötig, wenn du isst, während Hormone, die dich entspannen und beruhigen vor dem Einschlafen wichtig sind. Viele Hormone folgen also einem typischen Tageszyklus, müssen aber dennoch auf alle anderen Hormone abgestimmt sein, da sie den gesamten Stoffwechsel beeinflussen. Und hierbei hilft dem Körper die innere Uhr, da sie die nötige Struktur liefert, um die Hormone zu koordinieren. Die verschiedenen Organe können auch durch sich ständig wiederholende Aktivitäten beeinflusst werden. Wird z.B. immer zu den gleichen Zeiten gegessen, kann der Körper sich darauf einstellen und bildet dementsprechend die für die Verdauung wichtigen Hormone. Der Tag-Nacht-Rhythmus bildet also quasi die Hauptuhr für den Organismus, während bestimmte Routinen einzelne Organuhren beeinflussen können. Zusammen ergeben sie so ein sehr effektives Uhrwerk, aber eben nur solange das Schema eingehalten wird. Wird der Rhythmus nun jedoch immer wieder gestört, z.B. durch Schichtarbeit oder viele Partywochenenden, kann es zu einer verschobenen Hormonbildung kommen, welche die Fetteinlagerung und das Hungergefühl beeinflusst.

Das Hormon Melatonin spielt hierbei eine zentrale Rolle, da es die Nacht-ruhe einleitet und somit den Tag-Nacht-Rhythmus vorgibt. Für gewöhnlich steigt der Melatoninspiegel bei einem Erwachsenen ab etwa 22 Uhr an. Gegen 6 Uhr morgens steigt dann der Cortisolspiegel, um uns wach zu ma-chen. Wird die Schlafenszeit nun häufig verschoben oder erst sehr spät ins Bett gegangen, sorgt dies für eine Verschiebung im Melatonin- und Corti-solspiegel. Das Cortisol wird dann schon wesentlich früher ausgeschüttet und bleibt auch über den Tag hinweg länger aktiv. Dies ist für den Stoff-wechsel sehr negativ, da Cortisol den Muskelabbau fördert. Zusätzlich sorgt Cortisol dafür, dass vermehrt Fett im Bauchraum eingelagert wird.

ZUSAMMENFASSUNG DES EINGESCHLAFENEN STOFFWECHSELS

Dieses Kapitel hat deutlich gezeigt, dass der Kalorienverbrauch durch Diäten drastisch sinken kann, was durch viele Parameter beeinflusst wird. Einzeln betrachtet haben diese zwar keine großen Auswirkungen, rech-net man jedoch alle Parameter zusammen, kommt man mitunter auf einen stark reduzierten Kalorienverbrauch.

Kalkuliert man für jeden Faktor eine Kalorienreduktion von etwa 100 kcal, so senkt sich der Kalorienverbrauch im Laufe der Diät z.B. um 600 kcal; in Extremfällen noch deutlich stärker. Viele Frauen verbrauchen jedoch nur ca. 1.800 kcal am Tag. Wird dieser Verbrauch um 600 kcal gesenkt, dürfte eine Frau nur noch 1.200 kcal essen, um nicht zuzunehmen. Zum einen wird es schwer mit nur 1.200 kcal am Tag alle essenziellen Nährstoffe abzudecken, zum anderen wird ein normaler Ernährungsalltag damit fast unmöglich.

Ich möchte aber noch einmal deutlich betonen, dass dies kein Freifahrt-schein nach dem Motto „Ich kann nichts dagegen tun, wenn ich nicht ab-nehme." ist. Denn so wie der Stoffwechsel sich verlangsamen kann, kann er auch beschleunigt werden. Wie du deinen Stoffwechsel in sechs einfachen Schritten beschleunigst, erkläre ich dir im nächsten Kapitel.

IN 6 SCHRITTEN ZUM TURBO-STOFFWECHSEL

Abnehmen funktioniert generell nach einer einfachen Formel. Du musst weniger Kalorien essen, als dein Körper verbraucht. Hierfür hast du zwei Möglichkeiten:

- weniger Kalorien essen
- mehr Kalorien verbrauchen

Wenn du weniger Kalorien isst, hat das einige Nachteile. Dein Körper bekommt weniger Nährstoffe (Vitamine, Mineralstoffe, Proteine, usw.). Du wirst also leichter krank und fühlst dich im Alltag nicht mehr so fit. Dein Körper bekommt zu wenig Eiweiß und baut deine Muskeln ab. Dadurch sinkt dein Kalorienverbrauch weiter ab. Je stärker du deine Kalorienzufuhr einschränkst, desto stärker fährt dein Körper auch deinen Stoffwechsel herunter. Wie er das macht hast du bereits im vorherigen Kapitel gelernt. Zusätzlich wird es sehr schwer am normalen Alltag teilzunehmen, wenn man kaum noch etwas essen kann. Sich alles zu verbieten was gut schmeckt hält man nur wenige Wochen durch. Und sobald man wieder normal isst, wartet schon der Jo-Jo-Effekt. Nachteile einer Crash-Diät:

- zu geringe Nährstoffaufnahme
- geschwächtes Immunsystem
- Muskelverlust
- Absinken des Stoffwechsels
- Heißhungerattacken
- Jo-Jo-Effekt

Es macht also deutlich mehr Sinn deinen Stoffwechsel zu erhöhen und so deinen Kalorienverbrauch zu steigern. Dadurch nimmst du automatisch ab, ohne auf alles verzichten zu müssen, was gut schmeckt und ohne ständig Hunger oder Heißhungerattacken zu haben. Dein Körper bekommt genügend Nährstoffe und du kannst dein Wunschgewicht nicht nur erreichen, sondern auch dauerhaft halten.

Darum erkläre ich dir nun, wie du deinen Stoffwechsel in sechs Schritten ankurbelst. Je mehr Schritte du dauerhaft in deinen Alltag integrierst, desto stärker wirst du den Effekt spüren und desto schneller wirst du abnehmen.

SCHRITT 1: ISS NICHT ZU WENIG

Der erste Schritt ist gleichzeitig der Wichtigste: Iss nicht zu wenig! Warum du deine Nahrungsaufnahme nicht drastisch reduzieren solltest, wurde bereits ausführlich erklärt. Die meisten Diäten richten mehr Schaden an, als dass sie langfristigen Erfolg bringen. Und bedenke: Je stärker du deine Nahrungsaufnahme einschränkst, desto größer ist der Schaden. Also Finger weg von den Crash-Diäten, die du in den einschlägigen Klatschzeitschriften findest. Diese versprechen meist, dass ein bestimmtes Lebensmittel zum Ziel führt, wie z.B. bei der Ananasdiät, der Kohlsuppendiät oder dem Saftfasten. Alle haben jedoch einen Punkt gemeinsam: Du darfst nur noch sehr wenig essen (ca. 500 kcal am Tag). Hierbei verlierst du zu Beginn natürlich Gewicht. Leider ist jedoch kaum etwas davon Fett. Primär leeren sich deine Kohlenhydratspeicher, du verlierst Wasser und du hast weniger Speisebrei im Körper. Zusätzlich verlierst du auch noch Muskulatur. Kein Wunder, dass die verlorenen Kilos schneller wieder da sind, als sie gegangen sind. Und meist bringen sie dank Jo-Jo-Effekt noch einige Extrapfunde mit. Als ob das nicht schon schlimm genug wäre, verbrauchst du nach dieser Crash-Diät auch noch dauerhaft weniger Kalorien. Das Beste, was du also machen kannst ist niemals solche Diäten durchzuführen. Solltest du jedoch schon viele Crash-Diäten gemacht haben, ist es umso wichtiger für dich, deinen Stoffwechsel wieder anzukurbeln. Setze die nächsten fünf Schritte also akribisch um. Wenn du aktuell normal isst, kannst du direkt damit beginnen.

Solltest du deine Nahrungsaufnahme momentan jedoch immer noch stark einschränken, musst du zusätzlich zu den nächsten fünf Schritten wieder mehr essen, damit dein Stoffwechsel wieder hochfahren kann. Damit du dabei kein Fett ansetzt, solltest du die Kalorienzufuhr schrittweise erhöhen. Hierbei kannst du jede Woche 100 kcal mehr am Tag essen, bis du wieder deine normale Zufuhr erreicht hast. Dadurch fährt der Körper zeitgleich deinen Stoffwechsel mit hoch und du nimmst nicht zu. Wie viele Kalorien du täglich essen solltest, kannst du einfach mit meinem Kalorienrechner ermitteln. Diesen findest du auf: **https://jasper-caven.de/kalorienrechner**

Wenn du also aktuell 1.400 kcal pro Tag isst, mit meinem Rechner jedoch ermittelt hast, dass du 1.800 kcal am Tag essen solltest , isst du in den nächsten Wochen nach dem folgenden Schema:

Woche 1: täglich 1.500 kcal
Woche 2: täglich 1.600 kcal
Woche 3: täglich 1.700 kcal
Woche 4: täglich 1.800 kcal

Falls du unsicher bist, wie viel du mehr essen musst, um 100 kcal mehr aufzunehmen, habe ich dir hier beispielhaft einige Lebensmittel aufgelistet, welche jeweils ca. 100 kcal haben:

- 1 Banane
- 1 Scheibe Vollkornbrot (50 g)
- 25 g Reis (Rohgewicht)
- 300 g Brokkoli
- 15 g Nüsse

Nebenbei setzt du bereits die fünf weiteren Schritte der Stoffwechselbeschleunigung um. Solltest du dich bisher sehr kohlenhydratarm ernährt haben und nimmst nun wieder mehr Kohlenhydrate in deine Ernährung auf, wirst du etwas an Gewicht zulegen. Das ist jedoch kein Fett. Kohlenhydrate werden mit viel Wasser in der Muskulatur gespeichert. Das ist nicht schädlich und macht auch kein unschönes Hautbild. Es ist aber als zusätzliches Gewicht auf der Waage zu sehen. Das ist auch der Grund, warum man bei Low-Carb-Diäten zu Beginn schnell viel Gewicht verliert. Der Körper verliert viel Wasser und man denkt, die Diät sei effektiv, da die Zahl auf der Waage nach unten geht.

Nach einigen Tagen stagniert das Gewicht aber plötzlich, da die Kohlenhydratspeicher nun entleert sind. Wenn man nun also wieder Kohlenhydrate isst, speichert der Körper auch wieder mehr Wasser in den Muskeln und man wiegt wieder mehr.

SCHRITT 2: ISS VIEL EIWEISS

Eiweiß ist der wichtigste Nährstoff, wenn du deinen Stoffwechsel beschleunigen und abnehmen möchtest. Die drei Vorteile von Eiweiß sind:

• lange Sättigung
• Muskelschutz
• geringere Kalorienaufnahme

Da Eiweiß hauptsächlich im Magen verdaut wird, liegt es dort recht lange. Darum hält es auch besonders lange satt. Gerade magere Eiweißquellen sind also ideale Lebensmittel, da sie gut sättigen, aber nur wenig Kalorien enthalten. Zusätzlich schützt Eiweiß deine Muskeln vor dem Abbau, da Muskeln aus Eiweißstrukturen bestehen. Wenn dem Körper nicht genügend Eiweiß über die Ernährung zugeführt wird, baut er Muskulatur ab, um Eiweiß zu gewinnen. Das solltest du auf jeden Fall verhindern. Denn je mehr Muskeln du hast, desto mehr Kalorien verbrennt dein Körper. Und das nicht nur beim Sport, sondern auch in Ruhe. Außerdem bietet Eiweiß einen entscheidenden Vorteil gegenüber den anderen beiden Makronährstoffen.

Denn 20 – 30 % des verzehrten Eiweiß werden direkt für die Verdauung und Verstoffwechselung verbraucht. Bei Fett und Kohlenhydraten sind es nur 3 – 8 %.

Das bedeutet: Wenn du 100 kcal aus Kohlenhydraten oder Fett isst, kommen 92 – 97 kcal in deinem Körper an. Wenn du jedoch 100 kcal aus Eiweiß isst, kommen nur 70 – 80 kcal in deinem Körper an. Jeder Bissen Eiweiß benötigt also einen aufwändigen Stoffwechselprozess und verbrennt dadurch ein paar Kalorien.

Aber wie viel Eiweiß solltest du jetzt genau essen? Ich empfehle dir ca. 2 g Eiweiß pro kg Körpergewicht am Tag zu essen. Wenn du also 75 kg wiegst, solltest du ca. 150 g Eiweiß pro Tag essen. Diese einfache Rechnung funktioniert jedoch nur bis zu einem Körpergewicht von 100 kg. Wenn du über 100 kg wiegst, würde die Rechnung dir sagen, dass du gigantische Mengen an Eiweiß essen sollst.

Das ist aber nicht nötig, denn primär brauchst du das Eiweiß für deine Muskeln und die Sättigung. Das hohe Körpergewicht kommt jedoch durch den hohen Körperfettanteil zustande. Wenn du also über 100 kg wiegst, solltest du dein Wunschgewicht als Ausgangswert für die Rechnung nehmen. Du wiegst z.B. 110 kg und möchtest gerne 80 kg wiegen? Dann rechnest du 80 kg mal zwei und isst 160 g Eiweiß am Tag.

Schaue also gern einmal genauer auf die Lebensmittel, die du täglich verzehrst und überschlage, ob du genug Eiweiß isst. Die folgende Tabelle zeigt dir einige eiweißreiche Lebensmittel. Denke jedoch daran, dass einige davon sehr gehaltvoll sind. Darum habe ich dir auch die Kalorien mit dazu geschrieben. Am besten nutzt du also vor allem die Lebensmittel, welche viel Eiweiß, aber nur wenig Kalorien haben.

Du solltest in jede Mahlzeit eine große Portion von einem Eiweißlieferanten integrieren. Das Eiweiß darf hierbei gern ca. 30 % deiner Mahlzeit ausmachen.

Lebensmittel	Eiweiß pro 100 g	kcal pro 100 g
Floraprotein	70 g	375
Gouda	27 g	356
Thunfisch	26 g	115
Linsen	23 g	270
Putenbrust	22 g	100
Mandeln	21 g	576
Haferflocken	13 g	368
Magerquark	12 g	66
körniger Frischkäse	12 g	102
Eier	12 g	154

Du siehst, es gibt viele eiweißreiche Lebensmittel. Allerdings haben einige davon deutlich mehr Kalorien als andere. So haben Nüsse oder Käse z.B. viel Eiweiß, liefern aber durch ihren hohen Fettanteil so viele Kalorien, dass du über diese Lebensmittel nicht den Großteil deiner Eiweißzufuhr decken kannst. Wie du siehst, steht ganz oben auf der Liste ein Eiweißpulver. Da es die extrahierte Form von Eiweiß ist, liefert es am meisten Eiweiß pro 100 g. Eigentlich wundert es mich, dass Eiweißpulver nicht in jedem Haushalt genutzt wird. Wir extrahieren ja auch Fett aus Lebensmitteln zu reinem Öl oder Butter. Und auch Kohlenhydrate extrahieren wir aus Lebensmitteln zu reinem Zucker oder Weißmehl. Ebenso können wir Eiweiß extrahieren, dann wird daraus ein Eiweißpulver. Der Unterschied ist aber, dass z.B. reiner Zucker oder Weißmehl ungesund sind und Eiweißpulver nicht. Eiweißpulver schädigt auch nicht die Nieren oder andere Organe.[24][25] Im Gegenteil, es kann sogar die Blutfettwerte verbessern.[26] Dem Körper ist egal woher er das Eiweiß kriegt, ob aus einem Lebensmittel oder in extrahierter Form aus einem Pulver. Wichtig ist nur, dass du genügend Eiweiß zuführst. Wenn du es also nicht schaffst über gewöhnliche Lebensmittel genügend Eiweiß aufzunehmen, ist ein Eiweißpulver eine praktische und leckere Alternative.

Ich empfehle dir mein lecker cremiges Floraprotein. Das findest du auf: **https://floranutris.de**

SCHRITT 3: TRINKE TÄGLICH GRÜNTEE

Ich werde immer wieder gefragt, welche Lebensmittel aktiv den Stoffwechsel unterstützen. Und meine Antwort ist: grüner Tee! Ich bin seit Jahren ein Fan von Grüntee, da er drei Vorteile hat:

- er macht wach und fit
- er ist sehr gesund
- er unterstützt die Fettverbrennung

Grüner Tee enthält Koffein, darum hat er eine wachmachende und belebende Wirkung. Er enthält jedoch deutlich weniger Koffein als Kaffee. Außerdem ist das Koffein anders gebunden. Es wird also langsamer und konstanter vom Körper aufgenommen. Dadurch hast du nicht erst eine Phase, in der du aufgeputscht bist und anschließend einen Einbruch, sondern fühlst dich einfach durchgehend etwas fitter.

Kaffee ist nicht ungesund, grüner Tee ist aber noch gesünder. Grüntee enthält viele Antioxidantien und gesunde Bitterstoffe. Dadurch reduziert er das Risiko an folgenden Krankheiten zu leiden:

- Herz-Kreislauf-Erkrankungen[27]
- Bluthochdruck[28]
- Diabetes mellitus Typ 2[29]
- Krebs (Prostata-[30], Magen-[31] und Brustkrebs[32][33])
- Parkinson[34]
- Alzheimer[35]

Auch die Fettverbrennung wird von grünem Tee unterstützt. Das liegt zum Teil an dem darin enthaltenen Koffein,[36][37] denn Koffein erhöht die Wärmeproduktion des Körpers. Gerade in Kombination mit Sport, sorgt Koffein für eine gesteigerte Fettverbrennung und eine gesteigerte Leistungsfähigkeit.

Auch die Bitterstoffe aus dem grünen Tee steigern die Fettverbrennung. Insbesondere der Stoff EGCG (Epigallocatechingallat) hat eine positive Wirkung.[38] In Kombination verstärken Koffein und EGCG sich außerdem gegenseitig[39][40] und da beide Stoffe in Grüntee enthalten sind, ist das Getränk eine effektive Unterstützung für den Stoffwechsel.[41][42][43][44] Da die Bitterstoffe etwas auf den Magen schlagen können, solltest du Grüntee nicht auf leeren Magen trinken, sondern immer erst nach einer Mahlzeit. Durch den bitteren Geschmack reduziert der Tee dann auch etwas Hunger und Appetit.

Um möglichst viele der wertvollen Bitterstoffe aus dem Tee zu lösen, kannst du den Tee lange ziehen lassen. Ich lasse den Teebeutel einfach so lange in der Tasse, bis ich die Tasse ausgetrunken habe. Je länger der Tee zieht, desto mehr Bitterstoffe lösen sich. Der Tee schmeckt dann also bitterer, ist aber auch effektiver.

Wenn man sich die wissenschaftliche Lage anschaut, sind dennoch 3 - 5 Tassen Grüntee pro Tag nötig, um alle positiven Effekte voll auszuschöpfen.

Ich habe eine kostenlose Videopräsentation erstellt, in der ich dir noch einmal genau erkläre, welche Stoffe den Stoffwechsel beschleunigen. Neben Grüntee und Koffein stelle ich dir dort auch noch zwei weitere, sehr effektive Stoffe vor. Außerdem zeige ich dir genau, in welchen Lebensmit-

teln diese Stoffe enthalten sind und in welcher Menge du sie essen solltest. Schau dir die kostenlose Präsentation also unbedingt einmal hier an:
https://jasper-caven.de/tee

SCHRITT 4: BEWEGE DICH IM ALLTAG

Wenn es darum geht viele Kalorien zu verbrauchen, denken die meisten
Menschen direkt an Sport. Und es stimmt auch, dass Sport ein super Booster für deinen Stoffwechsel ist. Was jedoch meist unterschätzt wird, ist die
Alltagsbewegung. Diese teilt sich in unbewusste Bewegungen wie Bein-
wippen und aktive Bewegungen wie Treppensteigen auf.

Durch die Alltagsbewegung kannst du insgesamt bis zu 800 kcal mehr am
Tag verbrennen;[45] das ist so viel wie eine gesamte Mittagsmahlzeit! Das
schaffst du aber natürlich nur, wenn du dich auch aktiv viel bewegst. Das
Gute daran ist, dass die Bewegung nicht wirklich anstrengend ist, da sie
sich über den Tag verteilt. Sie kostet auch meistens keine extra Zeit, denn
die Treppe statt den Fahrstuhl zu nehmen ist meist gleich schnell. Auch mit
dem Fahrrad ist man häufig genauso schnell auf der Arbeit wie mit dem
Auto. Darum habe ich dir hier einige Möglichkeiten zusammengetragen,
wie du die normalen Aktivitäten in deinem Alltag mit mehr Bewegung ver-
sehen kannst. Nutze so viele davon wie möglich. Je mehr du dich im Alltag
bewegst, desto mehr Kalorien verbrennst du auch!

So machen es die Meisten	So hast du mehr Alltagsbewegung
nur im Sitzen arbeiten	4x am Tag für 15 Minuten an einem Stehtisch arbeiten
bei einem Telefonat sitzen	bei einem Telefonat spazieren gehen

mit der Bahn zur Arbeit fahren	mit dem Fahrrad zur Arbeit fahren
mit dem Auto einkaufen fahren	zu Fuß einkaufen gehen
15 Minuten mit dem Hund Gassi gehen	30 Minuten mit dem Hund Gassi gehen
den Fahrstuhl oder die Rolltreppe nutzen	die Treppe nehmen

SCHRITT 5: MACHE SPORT

Auch wenn du mit der Alltagsbewegung bereits viele Extrakalorien verbrennen kannst, ist Sport ein weiterer Booster für deinen Stoffwechsel; und das sogar langfristig. Denn wenn du die richtigen Sportarten betreibst, verbrennst du nicht nur beim Training selbst Kalorien. Dein Körper fährt seinen Stoffwechsel hoch und sorgt somit dafür, dass du dauerhaft mehr Kalorien verbrennst. Und keine Angst, dafür musst du nicht täglich stundenlang Ausdauertraining machen. Du musst auch nicht ins Fitnessstudio gehen. Natürlich kannst du gern in ein Fitnessstudio gehen, wenn es dir Spaß macht. Ich selbst habe dort früher auch sehr viel trainiert. Mit der Zeit habe ich aber gemerkt, dass ich immer seltener hingegangen bin. Es kostet viel Zeit und die Fitnessstudios sind oft überfüllt. Ich gehe darum mittlerweile nur noch selten ins Studio und trainiere sehr viel zuhause. Hierfür reicht bei den meisten Menschen sogar das eigene Körpergewicht. Ich empfehle dir, mehrere Sportarten zu kombinieren. Das bringt viel Abwechslung mit sich und sorgt dafür, dass man alle Vorteile der verschiedenen Sportarten ausnutzen kann. Aber natürlich ist generell jeder Sport super. Mache also den Sport, der dir am meisten Spaß macht, denn diesen wirst du auch langfristig ausüben.

Ich empfehle die folgenden Sportarten:

- Yoga
- Ausdauersport
- Kraftsport

Yoga

Yoga ist eine ideale Sportart für den Einstieg. Wenn du bisher noch gar keinen Sport gemacht hast, solltest du mit Yoga starten. Dadurch lernst du deinen Körper richtig kennen, kräftigst deine Muskeln und wirst beweglicher. Außerdem hilft dir Yoga bei der Entspannung. Heutzutage sind die meisten Menschen sehr angespannt und haben viel Stress im Alltag. Yoga ist der perfekte Ausgleich.

Ausdauersport

Ausdauersport ist wichtig für die Herz-Kreislauf-Gesundheit. Viele haben jedoch keine Lust stundenlang zu joggen oder Fahrrad zu fahren. Darum empfehle ich kurze HIITs (High Intensity Interval Trainings). Das sind Ausdauereinheiten, die nur ca. 15 - 20 Minuten dauern und auch zuhause durchführbar sind. Man nutzt dabei Übungen wie Kniebeugen, Hampelmänner, Kniehebelauf, usw. und das Training ist in Intervalle eingeteilt. Man macht also z.B. 40 Sekunden lang Kniebeugen, so schnell und intensiv man nur kann, und anschließend macht man 20 Sekunden Pause. Danach macht man 40 Sekunden lang Hampelmänner, so schnell man nur kann, und anschließend wieder eine Pause von 20 Sekunden. In diesem Schema geht es weiter, bis alle Übungen und damit das gesamte Training absolviert sind.

   Diese kurzen, aber intensiven Ausdauer-Trainingseinheiten sind so effektiv, da sie den Nachbrenneffekt nutzen. Bei klassischem Ausdauertraining verbrennt man bei der Bewegung Kalorien. Sobald man jedoch aufhört zu trainieren, verbrennt man auch keine Kalorien mehr. Die HIITs verbrennen nicht nur im Training selbst Kalorien, sondern erhöhen auch danach noch die Stoffwechselrate. Dadurch verbrennst du auch in den nächsten 1 - 2 Tagen nach der Trainingseinheit weiterhin ein paar Kalorien mehr; selbst dann, wenn du nur auf der Couch liegst.

Kraftsport

Auch Kraftsport ist sehr wichtig für die Gesundheit, denn er bringt die folgenden Vorteile mit sich:

- senkt das Verletzungsrisiko im Alltag durch Kräftigung der Stützmuskulatur
- senkt das Diabetesrisiko und verbessert den Zuckerstoffwechsel
- senkt das Osteoporoserisiko und stärkt die Knochen
- schützt die Muskeln vor dem Abbau und baut Kraft auf

Aber natürlich erhöht Kraftsport auch deinen Kalorienverbrauch und damit deinen Stoffwechsel. Zum einen verbrennst du direkt beim Training Kalorien und danach profitierst du zusätzlich, für die nächsten 1 - 2 Tage, von einem starken Nachbrenneffekt. Die Muskeln, die du im Training benutzt hast, haben nun kleine Muskelrisse bekommen. Das ist nichts Schlimmes, sondern ein ganz normaler Prozess. Diese Risse sind so klein, dass sie gar nicht sichtbar sind. Wenn du lange nicht oder besonders intensiv trainiert hast, kannst du diese Risse aber als Muskelkater spüren. Diese Risse repariert der Körper in den nächsten Tagen und das kostet ihn zusätzliche Kalorien.

Damit der Muskel beim nächsten Training nicht wieder beschädigt wird, stärkt der Körper den Muskel nun. Er baut also etwas mehr Muskelmasse auf. Auch das kostet nochmal zusätzliche Energie. Je mehr Muskelmasse du hast, desto höher ist dein Grundumsatz, also dein Kalorienverbrauch ohne Sport oder Alltagsbewegung.

Dieser letzte Fakt ist besonders wichtig. Je älter wir werden, desto mehr Muskulatur verlieren wir. Das ist ein natürlicher Prozess. Wir können diesen Prozess jedoch aufhalten, indem wir regelmäßig Krafttraining betreiben. Dadurch bleibt der Kalorienverbrauch auch mit zunehmendem Alter hoch. Das zeigt deutlich, warum Krafttraining niemals in deinem Sportprogramm fehlen sollte.

Am besten kombinierst du also mehrere Sportarten und absolvierst drei Trainingseinheiten pro Woche, mit jeweils einem Tag Pause dazwischen. Durch den Nachbrenneffekt, der nach jedem Training 24 - 48 Stunden lang anhält, hast du so jeden Tag einen erhöhten Kalorienverbrauch.

Wenn du eine genaue Anleitung für dein Training suchst, schau dir gern einmal mein Turbo-Stoffwechsel-Homeworkout an. Dies ist ein Trainingsprogramm für zuhause, das dich über 12 Wochen hinweg begleitet. Du findest es auf: **https://jasper-caven.de/training**

Der Fettverbrennungspuls

Wie du merkst, bin ich kein Fan davon, stundenlang mit niedriger Geschwindigkeit auf einem Laufband zu laufen. Das ist für die lange Zeit, die man investiert einfach viel zu ineffektiv. Im Gegenteil: Ich bin ein großer Freund davon, kurz, aber intensiv zu trainieren und dann den Nachbrenneffekt für sich arbeiten zu lassen. Es gibt in diesem Kontext noch einen Mythos, mit dem ich in diesem Atemzug direkt einmal aufräumen möchte und das ist der Fettverbrennungspuls. Viele Menschen denken, wenn sie intensiv trainieren, würden sie kein Fett verbrennen, da immer wieder gesagt wird, dass der prozentuale Anteil der Fettverbrennung höher ist, wenn wir z.B. langsamer laufen. Und das stimmt tatsächlich. Im ersten Moment klingt das so, als sollte man immer in einem niedrigen Intensitatsbereich trainieren, um moglichst viel Fett zu verlieren. Das ist jedoch ein Trugschluss! Der prozentuale Anteil allein sagt nichts über die tatsachliche Menge an verbranntem Fett aus. Dazu ein einfaches Beispiel:

Person A: Diese Person joggt ganz entspannt für eine Stunde. Sie verbrennt dabei 200 kcal, wovon 70 % aus dem Fettgewebe kommen. Sie verbrennt also 140 kcal bzw. 15 g Fett.

Person B: Diese Person powert sich in der einen Stunde komplett aus und läuft so schnell wie sie nur kann. Sie bezieht lediglich 30 % der benötigten Energie aus dem Fettgewebe, verbrennt jedoch insgesamt 600 kcal. Somit nutzt sie 180 kcal aus dem Fettgewebe und verbrennt 19 g Fett.

Es ist also möglich, absolut mehr Fett zu verbrennen, obwohl man prozentual weniger Energie aus dem Körperfett bezogen hat. Und selbst wenn man während des Trainings weniger Fett verbrennen würde, macht es dennoch Sinn auch das Ausdauertraining intensiv zu gestalten. Denn je lockerer man trainiert, desto weniger Kalorien werden verbrannt und am Ende des Tages entscheidet die Gesamtkalorienbilanz darüber, ob und wie viel Fett man insgesamt abbaut. Ob das Fett direkt während der Belastung verbrannt wird, ist hierbei zweitrangig. Dazu ein einfaches Beispiel:

Person A: Joggt eine Stunde locker mit 5 km/h, um während der Belastung möglichst viel Fett zu verbrennen. Die Kohlenhydratspeicher bleiben fast gänzlich unberührt. Diese Person verbrennt in der einen Stunde ca. 30 g Fett und 5 g Kohlenhydrate. Danach isst sie eine Mahlzeit mit 100 g Kohlenhydraten. Da die Kohlenhydratspeicher nach 5 g bereits wieder gefüllt sind, werden die restlichen 95 g in Körperfett umgewandelt und landen auf den Hüften. 95 g Kohlenhydrate werden zu etwa 40 g Fett. Da sie beim Joggen 30 g Fett verbrannt hat, hat sie nun insgesamt 10 g Fett mehr am Körper als vorher.

Person B: Joggt eine Stunde mit 10 km/h. Sie bezieht ihre Energie während des Laufens primär aus Kohlenhydraten und verbrennt in der einen Stunde 10 g Fett und 120 g Kohlenhydrate. Danach isst sie eine Mahlzeit mit 100 g Kohlenhydraten. Die Speicher werden wieder ein wenig gefüllt, sind jedoch immer noch 20 g leerer als zuvor. Und auch die 10 g Körperfett werden nicht wieder aufgebaut.

Dieses Beispiel ist natürlich sehr vereinfacht dargestellt. Es zeigt dennoch sehr deutlich, dass es nicht wichtig ist, ob während dem Training selbst primär Fett oder Kohlenhydrate verbrannt werden. Du wirst am schnellsten abnehmen, wenn du möglichst viele Kalorien verbrennst. Und dafür ist intensives Training immer effektiver als moderates Training im sogenannten „Fettverbrennungspuls".

SCHRITT 6: BAUE BRAUNES FETTGEWEBE AUF

Es gibt viele genetische Faktoren, die unsere Fettspeicherung beeinflussen. So ist z.B. fest vorgegeben, an welcher Körperstelle am meisten Fett gespeichert wird und auch die Fettzellen selbst unterscheiden sich voneinander. Es gibt kleine und große Fettzellen, manche wachsen sehr stark, andere nicht. Bei jedem Menschen ist die Zusammensetzung individuell. Den Zuwachs einer Zelle bezeichnet man als Hypertrophie, während eine Zellneubildung als Hyperplasie bezeichnet wird. Menschen, die primär hypertrophe Fettzellen haben, nehmen langsamer zu als Menschen mit primär hyperplastischen Fettzellen. Natürlich gibt es immer auch Mischtypen.[46] Menschen mit primär hyperplastischen Fettzellen nehmen leichter zu, bei Diäten aber auch schneller ab. Das Problem ist, dass sie in jeder neuen Überschussphase neue Fettzellen anlegen. Es hat sich gezeigt, dass Fettzellen bei Neugeborenen und bei Kindern im Alter von 9 – 13 Jahren verstärkt hyperplastisch reagieren.[47] Das macht deutlich, wie wichtig es ist, bereits im Kindesalter auf einen normalen Körperfettanteil zu achten, denn diese Fettzellen bleiben ein Leben lang bestehen. Sie können zwar entleert werden, aber sie verschwinden dadurch nicht. Das sorgt dafür, dass der Hunger bei einem niedrigen Körperfettanteil noch größer wird, was das Halten eines Normalgewichts deutlich erschwert.[48]

Noch größer ist dieses Problem bei Mischtypen, bei denen nicht nur neue Fettzellen angelegt werden, sondern die Fettzellen auch noch wachsen. Diese Menschen können zwar kurzfristig viel Gewicht reduzieren, das Fett kommt jedoch leicht wieder zurück, wenn sie nicht extrem darauf achten. Dies ist dann als „Jo-Jo-Effekt" bekannt. Für diese Menschen ist es noch wichtiger, den Stoffwechsel zu beschleunigen und keine Crash-Diäten zu machen. So können auch sie dauerhaft ihre schlanke Figur halten.

Ein schlanker Mensch, der nie übergewichtig war, besitzt ca. 35 Milliarden Fettzellen, ein Übergewichtiger ca. 140 Milliarden; also etwa viermal so viele. Zusätzlich enthalten die Fettzellen von Übergewichtigen etwa zweimal mehr Speicherfett.[49] Fettzellen haben aber nicht nur einen Einfluss auf die Speicherung von Fett, sie produzieren auch Hormone und Enzyme, sogenannte Adipokine. Diese werden in der Fettzelle gebildet, über das Blut transportiert und beeinflussen dann andere Gewebe und Organe. So wie sich die Fettzellen verändern können, verändert sich dadurch auch die Hormonausschüttung. Die möglichen Folgen einer veränderten Hormonausschüttung durch zu viele oder zu große Fettzellen sind:

- Leptinresistenz (gemindertes Sättigungsgefühl)
- verschlechterte Aufnahme von Zucker
- Förderung entzündlicher Prozesse
- Förderung von Zivilisationskrankheiten

Fett ist jedoch nicht grundsätzlich schlecht; im Gegenteil. Unser Fettgewebe schützt unseren Körper nicht nur vor Kälte und physischen Verletzungen, es war auch essenziell für den Urmenschen, um Hungerszeiten zu überleben. Auch die im Fettgewebe gebildeten Hormone sind nicht nur schlecht. Sie können z.B. zu stabilen Knochen beitragen, da im Fettgewebe das Enzym Aromatase gespeichert wird, das an der Östrogenbildung beteiligt ist, welches wiederum den Knochenaufbau fördert. Außerdem speichern Fettzellen überschüssige Gift- und Schadstoffe und schützen somit den restlichen Körper davor. Aber selbst die reine Einlagerung von Zucker und Fett ist eine wichtige Funktion der Fettzelle. Denn essen wir große Mengen, insbesondere an ungesunden Speisen mit viel Zucker und Fett, können die Blutgefäße stark belastet und beschädigt werden. Würden die Nährstoffe nicht schnell ins Fettgewebe transportiert werden, würden sie sich in den Blutgefäßen ablagern. Vorteile von Fettzellen sind also:

- Schutz vor Kälte
- Schutz vor physischen Verletzungen
- Reserven für Hungerperioden
- Stabilisierung der Knochen
- Schutz vor Giftstoffen

Wie so oft, geht es auch hier um den goldenen Mittelweg: Ebenso wie zu viel Fett unserem Körper schaden kann, schadet es auch, zu wenig Fettgewebe zu haben.

BRAUNES FETTGEWEBE

Neben dem normalen Speicherfett, welches weiß ist, gibt es das sogenannte braune Fettgewebe.[50] Tatsächlich sieht aber auch das weiße Fettgewebe eher gelblich für unsere Augen aus. Dies liegt an Vitaminen und pflanzlichen Farbstoffen, die in der Zelle gespeichert sind. Braunes Fettgewebe hat seine Farbe aufgrund der höherer Anzahl an Mitochondrien in den Zellen, denn im Gegensatz zu weißen Fettzellen haben braune Fettzellen sehr viele Mitochondrien. Die Mitochondrien sind die „Kraftwerke" der Zelle, welche Fett verbrennen. Ebenso wie die weißen Zellen, speichern auch die braunen Fett ein. Das Fett aus den braunen Fettzellen wird jedoch für die Wärmeproduktion genutzt. Wer also mehr braunes Fettgewebe hat, friert nicht nur weniger, sondern braucht auch nicht so eine dicke „Speckschicht", um sich warm zu halten. Der Körper verbrennt mehr Fett für Wärme und muss auch keine Angst haben, dadurch auszukühlen. Je mehr braunes, mitochondrienreiches Fettgewebe man hat, desto schneller kann man also auch Fett verbrennen.[51] Während Säuglinge noch einen großen Anteil an braunem Fettgewebe haben (primär im Bereich der Wirbelsäule), um sich vor Kälte zu schützen, besitzen die meisten Erwachsenen nur noch kleine Reste an braunem Fettgewebe. Schließlich braucht der Körper es nicht mehr, da er nun durch eine dicke Schicht von weißem Fettgewebe und Kleidung warmgehalten wird. Dieser Zustand kann jedoch verändert werden. Es ist tatsächlich möglich, neues braunes Fettgewebe zu bilden. Hierfür kann der Körper Stammzellen aus dem Knochenmark nutzen. Eine zweite Möglichkeit ist die Bildung einer braunen Fettzelle aus einer weißen Fettzelle, wofür die weiße Fettzelle immer mehr Mitochondrien anlegt. Während ihres Umwandlungsprozesses verändert sie langsam ihre Farbe und wird darum auch als „beige Fettzelle" bezeichnet.

Für die Neubildung von braunem Fettgewebe muss es jedoch eine Kälteeinwirkung auf den Körper geben. Es ist allerdings nicht nötig zu frieren; es muss nur kühl sein.[52] So würde es z.B. reichen, die Wohnung in der kühlen Jahreszeit nicht bis auf 24°C, sondern nur auf 19°C zu heizen oder bei kühlen Temperaturen die Jacke bei einem Spaziergang offen zu lassen. Auch kaltes Duschen am Morgen kann helfen. Hierbei wirst du außerdem richtig schnell wach und stärkst dein Immunsystem.

ZUSAMMENFASSUNG DER SCHRITT-FÜR-SCHRITT-ANLEITUNG

Je mehr der sechs Schritte du umsetzt, desto effektiver wirst du abnehmen. Darum bricht die folgende Auflistung alle sechs Schritte noch einmal in klare Handlungsaufforderungen runter. So kannst du sie direkt umsetzen!

1. Iss nicht zu wenig

Sich runterzuhungern wird dich nicht an das Ziel bringen, dauerhaft einen schlanken Körper zu haben. Im Gegenteil, es hält dich sogar davon ab. Wenn du aktuell sehr wenig isst, steigere deine Kalorienzufuhr jede Woche um 100 kcal bis du bei deinen Erhaltungskalorien angekommen bist.

2. Iss viel Eiweiß

Eiweiß bringt drei Vorteile bei der Gewichtsreduktion:

- lange Sättigung
- Schutz der Muskulatur
- Erhöhung des Stoffwechsels (thermischer Effekt)

Um die Vorteile voll auszuschöpfen, solltest du ca. 2 g Eiweiß pro kg Körpergewicht am Tag essen.

3. Trinke täglich Grüntee

Grüntee bietet vier Vorteile bei der Gewichtsreduktion:

- er belebt und macht fit
- er senkt den Appetit
- er ist sehr gesund
- er erhöht die Fettverbrennung

Um seine Vorteile voll auszuschöpfen, solltest du täglich 3 - 5 Tassen Grüntee trinken.

4. Bewege dich im Alltag

Alltagsbewegung wird häufig unterschätzt. Sie kann jedoch dafür sorgen, dass man bis zu 800 kcal mehr am Tag verbrennt. Darum solltest du dich im Alltag, immer wenn es geht, bewegen. Viele Maßnahmen kosten hierbei nicht einmal mehr Zeit. Klassische Methoden für mehr Alltagsbewegung sind:

- mit dem Fahrrad zur Arbeit fahren
- die Treppen laufen
- beim Telefonieren spazieren

5. Mache Sport

Jede Sporteinheit ist wie ein Booster für deinen Stoffwechsel. Am besten nutzt du eine Kombination der folgenden Sportarten, um alle positiven Effekte für deine Gesundheit und die Gewichtsreduktion voll auszuschöpfen:

- Yoga
- Ausdauertraining (HIIT)
- Krafttraining

Achte darauf, Trainingsarten zu nutzen, die einen starken Nachbrenneffekt haben und auch deine Muskulatur fordern. So erzielst du einen langfristigen Effekt. Du solltest im Idealfall dreimal pro Woche trainieren. Es ist jedoch wichtig, dass du langfristig dabei bleibst. Trainiere also lieber etwas weniger und dafür dauerhaft, bevor du dich übernimmst und das Training bald darauf wieder ganz einstellst.

6. Baue braunes Fettgewebe auf

Braunes Fettgewebe speichert nicht nur Fett, sondern verbrennt es auch. Folgende Methoden sorgen dafür, dass deine normalen Fettzellen zu braunen Fettzellen werden:

- zuckerarme Ernährung
- viel Bewegung
- kühle Temperaturen

Dass du raffinierten Zucker meiden solltest, da er ungesund ist und deinem Abnehmerfolg schadet, sollte klar sein. Bewegung solltest du auch genug haben, wenn du Schritt 4: Alltagsbewegung und Schritt 5: Sport in deinen Alltag integrierst. Nun kannst du noch die kühlen Temperaturen ergänzen. Gute Methoden hierfür sind:

- kalte Duschen
- die Wohnung nur auf 19°C statt auf 24°C heizen
- bei Spaziergängen die Jacke offen lassen

Denke aber immer daran: Es soll nur kühl sein, du sollst nicht frieren.

DU BIST WAS DU ISST

Du hast bereits gelernt, dass Abnehmen einer einfachen mathematischen Formel folgt. Du musst weniger Kalorien essen, als dein Körper verbraucht. Du weißt auch schon, dass es am sinnvollsten ist, deinen Stoffwechsel zu beschleunigen und so deinen Kalorienverbrauch zu erhöhen. Das soll jedoch kein Freifahrtschein dafür sein, dass du essen kannst was du möchtest. Theoretisch kannst du immer noch mehr Kalorien essen, als du verbrauchst, selbst wenn du deinen Kalorienverbrauch mit allen sechs Maßnahmen aus diesem Buch erhöhst.

Wenn du dich gesund und ausgewogen satt isst, nimmst du also durch die Stoffwechselbeschleunigung ab. Ernährst du dich nur von Fast Food und Süßigkeiten, wirst du trotz schnellem Stoffwechsel nicht abnehmen, da du dennoch mehr Kalorien isst als du verbrennst.

Wenn du gar nicht einschätzen kannst wie viel du aktuell eigentlich isst, ist es sinnvoll deine Ernährung einmal für 7 Tage zu tracken. Nutze dafür einfach eine App wie MyFitnessPal oder Yazio. Damit kannst du alle Lebensmittel einscannen oder abwiegen und manuell eintragen. So siehst du sehr gut was du aktuell isst und wie viele Kalorien du täglich aufnimmst.

Hierbei geht es nicht darum, dass du dein Leben lang alles abwiegen und Kalorien zählen sollst. Wenn dir das hilft, kannst du es natürlich machen. Achte aber darauf, dass es nicht zwanghaft wird. Mir geht es vielmehr darum, dass du ein Bewusstsein für deine Ernährung entwickelst. Und wenn du einmal für eine Woche aufschreibst was du isst, siehst du sehr gut worauf du bei deiner Ernährung in Zukunft mehr Fokus legen solltest. Du siehst, ob du unbewusst zu viel isst. Du siehst, ob du genügend Eiweiß in der Ernährung hast. Vielleicht entdeckst du auch Lebensmittel, welche du für gesund gehalten hast, die es aber gar nicht sind. Vielleicht enthalten deine Frühstücksflocken viel mehr Zucker als erwartet, usw..

Außerdem lernst du dich selbst besser kennen. Wie viel Gramm Haferflocken machen dich denn satt? Wenn du bisher immer nur nach Gefühl gegessen hast, weißt du gar nicht, ob ein normales Müsli bei dir aus 50 g Haferflocken oder aus 150 g Haferflocken besteht.

Hierfür noch ein Tipp: Wenn du z.B. bemerkst, dass du unbewusst immer viel mehr Haferflocken in die Schüssel schüttest, als du eigentlich bräuchtest, stelle deine leere Müslischüssel einmal auf die Küchenwaage und halte die Anzeige der Waage mit einer Hand zu. Mit der anderen Hand schüttest du nun die Haferflocken in die Schale und versuchst dabei die Menge neu abzuschätzen. Anschließend nimmst du die Hand über der Anzeige weg und schaust, ob du nun intuitiv bereits besser einschätzen kannst, was eine gute Portionsgröße ist. So schulst du dich automatisch dazu deine Essensmenge bewusst auszuwählen, auch ohne in Zukunft immer noch alles abwiegen zu müssen.

Einmal für eine Woche lang alles Essen aufzuschreiben ist also nur eine Übergangsmethode, um dir selbst dein Essverhalten bewusster zu machen. Anschließend solltest du nur noch auf die Ernährungsgrundlagen achten und dadurch automatisch gesund und ausgewogen essen, auch ohne dass du dein Essen abwiegst.

Ich möchte dir darum nun die drei wichtigsten Tipps für eine gesunde Ernährung mit auf den Weg geben:

- Trinke keine Kalorien.
- Ernähre dich naturbelassen.
- Iss 5 Hände voll Obst oder Gemüse am Tag.

TRINKE KEINE KALORIEN

Die erste Regel lautet: Trinke keine Kalorien! Zum einen kannst du über Flüssigkeit am meisten Kalorien aufnehmen, ohne es zu merken und zum anderen ist es am leichtesten diese Kalorien einzusparen. Darum ist diese Regel auch die einfachste und zugleich effizienteste. Kalorien aus Getränken stammen meist nur aus dem enthaltenen Zucker; sie liefern keine wichtigen Nährstoffe und sättigen nicht. Wenn du einen Liter Limonade trinkst, nimmst du ca. 420 kcal auf. Das entspricht den Kalorien von einer kompletten Mahlzeit! Es erklärt sich also von selbst, dass du keine Limonaden trinken solltest. Es gibt aber viele weitere Getränke, die viele Kalorien enthalten. So enthalten Säfte z.B. genauso viel Zucker wie Limonaden. Auch Alkohol liefert viele Kalorien. Verzichte also als Allererstes auf alle Getränke mit Kalorien. Das beste Getränk ist stilles Wasser. Du solltest 30 - 40 ml Wasser pro kg Körpergewicht am Tag trinken. Die folgende Tabelle zeigt dir, wie viel Wasser du je nach Körpergewicht trinken solltest:

Körpergewicht in kg	Trinkmenge in Liter
50	1,5 - 2
55	1,65 - 2,2
60	1,8 - 2,4
65	1,95 - 2,6
70	2,1 - 2,8
75	2,25 - 3
80	2,4 - 3,2
85	2,55 - 3,4
90	2,7 - 3,6
95	2,85 - 3,8
100	3 - 4

Wenn dir Wasser nicht schmeckt, habe ich hier noch einige andere Getränke, die du nutzen kannst:

Tee

Tee ist genauso gut wie Wasser, hat aber mehr Geschmack. Egal ob Früchte-
oder Kräutertee; nutze die Sorte, die dir am besten schmeckt. In der ersten Tageshälfte kannst du auch meinen favorisierten Grüntee nutzen.
Auch selbstgemachte Tees mit frischem Ingwer schmecken sehr gut.
Verzichte jedoch unbedingt auf zusätzlichen Zucker oder Honig.

Selbstgemachte Limonaden

Gerade im Sommer sind selbstgemachte Limonaden sehr erfrischend.
Hierfür eignen sich z.B. Minze, Zitrone und Beeren, die einfach ins Wasser gegeben werden. Auch hier solltest du auf zusätzlichen Zucker verzichten.

Selbstgemachte Smoothies

Smoothies können sehr gesund sein; dafür solltest du sie dir aber selbst
machen. Fertige Smoothies, die du mittlerweile fast überall kaufen kannst,
enthalten meist nur Obstsaft und Zucker. Wenn du einen Mixer zuhause
hast, kannst du selbst entscheiden, welche Inhaltsstoffe dein Smoothie
hat. Ich empfehle dir grüne Smoothies. Hierfür kannst du Spinat, Grün-
kohl oder Salate verwenden. Der Smoothie sieht zwar sehr grün aus, das
Gemüse schmeckt jedoch nicht zu intensiv. Du kannst nun noch etwas
Obst, wie Äpfel, Beeren oder eine Banane, ergänzen und erhältst so einen gesunden und leckeren Smoothie, der satt macht und voller Vitamine ist. Gerne kannst du auch noch einen Löffel Eiweißpulver hinzugeben.
Dadurch schmeckt der Smoothie nicht nur intensiver und süßer, sondern

sättigt auch länger und versorgt deinen Körper mit Eiweiß. So kannst du Smoothies auch ideal als Mahlzeitenersatz, z.B. für ein Frühstück, nutzen.

Schwarzer Kaffee

Neben grünem Tee darfst du auch Kaffee trinken. Den Kaffee schwarz zu trinken ist hierbei ideal, da er so keine Kalorien enthält. Trinke also keine Sahne-Cappuccinos oder ähnliche Kalorienbomben. Der pure Kaffee ist jedoch nicht ungesund; im Gegenteil: Das Getränk enthält viele gesunde Antioxidantien und macht dich fit für den Tag.

Light-Getränke

Light-Getränke haben keine Kalorien und sind darum immer besser als normale Limonaden. Wenn du also mal Lust auf eine Limonade hast, wähle gern eine zuckerfreie Light-Variante. Du solltest jedoch nicht den ganzen Tag über Light-Getränke trinken, denn dadurch würdest du deine Geschmacksnerven auf „süß" konditionieren. So bekommst du häufiger Appetit auf etwas Süßes und naturbelassene Lebensmittel schmecken weniger intensiv für dich. Außerdem können Süßstoffe, bei zu hohem Konsum, die Darmflora negativ verändern.

Eiweißshakes

Eiweißshakes haben zwar ein paar Kalorien, diese bestehen jedoch nicht aus Zucker oder Fett, sondern nur aus reinem Eiweiß. Darum sättigt ein Eiweißshake auch mehr als eine Limonade. Die Shakes sind sehr schnell zubereitet und darum praktisch als Snack für zwischendurch. Da sie gut schmecken und Eiweiß viele Vorteile für die Gewichtsreduktion hat, kannst du gern auch Eiweißshakes als Getränk nutzen. Hierfür kannst du z.B. mein Floraprotein verwenden, welches du auf **https://floranutris.de** findest.

Alkoholfreies Bier

Leider gibt es kein Bier, das gar keine Kalorien hat. Alkoholfreies Bier ist jedoch eine gute Alternative für besondere Abende, an denen man gerne mit anderen anstoßen möchte oder wenn man im Sommer mal eine Erfrischung braucht. Es gibt viele alkoholfreie Biere, die ähnlich wie normales Bier schmecken; sie sind aber deutlich besser für die Gesundheit. Und es gibt sogar Sorten, bei denen eine kleine Flasche nur ca. 55 kcal enthält. Das ist deutlich weniger als bei einem normalen Bier, welches mit ca. 140 kcal zu Buche schlägt.

ERNÄHRE DICH NATURBELASSEN

Eine gesunde Ernährung ist nicht so kompliziert, wie es gern dargestellt wird. Im Grunde kann eine gesunde Ernährung mit nur einem Wort beschrieben werden:

„naturbelassen"

Das heißt die Lebensmittel die du isst, sollten genauso in der Natur zu finden sein. Einen Apfel oder eine Kartoffel findest du in der Natur. Eine Sahnetorte oder eine Pizza nicht. Als Faustregel kannst du dich auch daran halten, nur Lebensmittel zu essen, die nicht mehr als fünf Zutaten auf der Zutatenliste haben. So stellst du sicher, dass die Lebensmittel nicht zu stark verarbeitet wurden und nicht zu viele Geschmacksverstärker und Zusatzstoffe enthalten.

Und keine Sorge, das bedeutet nicht, dass du nie wieder eine Pizza essen darfst. Ich bin ein großer Freund der 80/20-Regel. Du solltest also zu 80 % naturbelassene Lebensmittel essen und bei den restlichen 20 % darfst du essen was das Herz begehrt. Komplette Verzichte und strikte Verbote hält niemand dauerhaft durch. Im Gegenteil: Alles was selten ist, wird für uns wertvoller. Gold ist z.B. so wertvoll, weil es wenig davon gibt. Würde es so viel Gold geben wie Sand am Meer, hätte es keinen Wert mehr. Verbietest du dir also Kohlenhydrate, Schokolade oder andere Leckereien komplett, wirst du sie nur umso mehr begehren. Irgendwann wirst du dann nicht mehr widerstehen können und statt einem Stück Kuchen direkt den ganzen Kuchen essen. Das ist keine zielführende und langfristige Strategie. Darum halte dich an die 80/20-Regel und verzichte nicht auf alles, was dir gut schmeckt. Die 80/20-Verteilung soll hierbei übrigens nur eine Orientierung sein. Du musst natürlich nicht mit einem Taschenrechner rumlaufen und genau ausrechnen, wann die 20 % erreicht sind. Mach dir einfach bewusst was du isst und sei ehrlich zu dir selbst.

ISS 5 HÄNDE VOLL OBST ODER GEMÜSE AM TAG

Du solltest täglich mindestens 5 Hände voll Obst oder Gemüse essen. Das empfiehlt auch die Deutsche Gesellschaft für Ernährung (DGE).[53] Sie empfiehlt 3 Portionen Gemüse und 2 Portionen Obst am Tag. Das entspricht insgesamt ca. 400 g Gemüse und 250 g Obst pro Tag. Dadurch reduzierst du dein Risiko für Herzinfarkte und Schlaganfälle und versorgst deinen Körper mit vielen Vitaminen, Mineralstoffen und Ballaststoffen. Zusätzlich bleibst du lange satt und isst automatisch weniger.

Um das Ganze etwas leichter in deinen Alltag zu integrieren, empfehle ich dir, dich einfach an „5 Hände voll Obst oder Gemüse am Tag" zu halten. Um das zu erreichen, sollte jede Mahlzeit im Idealfall zu 30 % aus Obst oder Gemüse bestehen. Ein selbstgemachtes Müsli mit Haferflocken sollte also z.B. eine Hand voll Beeren und einen Apfel enthalten. Ein belegtes Brot sollte eine halbe Tomate und einige Blätter Salat darauf haben. Beim Mittagessen sollte dein Teller zu einem Drittel mit Gemüse gefüllt sein, usw.

Wie bereits zuvor erwähnt, sollten weitere 30 % durch magere Eiweißquellen abgedeckt werden. Damit sind etwa zwei Drittel deines Tellers bereits voll. Der Rest kann nun mit Kohlenhydraten und Fett gefüllt werden.

Da es auch Mahlzeiten gibt, zu denen Obst oder Gemüse nicht schmeckt, solltest du beides auch als Snack einplanen. Du kannst z.B. nachdem du ein Brot gegessen hast, noch eine Karotte und einen Apfel essen. Am besten hast du auch immer etwas Obst oder Gemüse für den kleinen Hunger zwischendurch parat. Viele Menschen nehmen sich gerne einen Apfel oder eine Banane mit. Aber auch Gemüse eignet sich wunderbar als Snack; eine Paprika oder eine kleine Packung Cherrytomaten kann man genauso einfach nebenher essen wie einen Apfel.

SÄTTIGUNGSMECHANISMEN

Unser Hunger- und Sättigungsmechanismus ist immer noch von der Urzeit geprägt. Damals hat unser Körper versucht möglichst viel Fettgewebe anzulegen, um die Hungerzeit im Winter zu überleben. Zusätzlich bot das Fettgewebe Schutz vor Kälte und mechanischen Krafteinwirkungen von außen. Es ist wichtig zu verstehen, dass unser Körper uns eigentlich nur schützen will. Die heutige Überflussgesellschaft sorgt jedoch dafür, dass viele ursprünglich nützliche Mechanismen ins Gegenteil umschlagen. Unser gesamter Organismus ist also darauf ausgelegt, möglichst effizient Fett zu speichern. Daran orientiert sich übrigens auch unser Geschmackssinn. Es ist also logisch, dass uns Gemüse nicht so gut schmeckt wie Sahnetorte. Hätten dem Urmenschen Tomaten und Gurken am besten geschmeckt, wäre er verhungert. Es gab jedoch genug Hungersnöte, in denen der Urmensch sowieso Gemüse gegessen hat, weil sonst nichts zur Verfügung stand. Heutzutage gibt es diese Perioden jedoch nicht mehr. Außerdem hat die Natur nicht mit Pommes frites und Sahnetorte gerechnet. Diese stark verarbeiteten Lebensmittel stimulieren unsere Geschmacksnerven, welche auf süß und fettig gepolt sind, sehr stark. Auch unser Geschmack diente also ursprünglich nur dem Überleben; heutzutage müssen wir ihn jedoch oft unterdrücken. Da die Geschmacksnerven stark mit Hormonen und dem Gehirn verbunden sind, ist dies jedoch sehr schwer. Gerade bei starker Kalorienreduktion reguliert der Körper das Hungergefühl so enorm nach oben, dass meist mehr gegessen und das Kaloriendefizit somit zunichtegemacht wird. Um dies zu umgehen, muss man es schaffen, den Körper möglichst satt zu halten, ohne ihm viele Kalorien zuzuführen.

Es gibt verschiedene Mechanismen, die bestimmen, ob man satt ist oder Hunger hat. Je mehr davon befriedigt sind, desto länger hält man eine Gewichtsreduktion auch durch. Die wichtigsten Mechanismen, die das Hungergefühl beeinflussen sind:

- Mechano-Rezeptoren
- Chemo-Rezeptoren
- Hormone

MECHANO-REZEPTOREN

Mechanorezeptoren sitzen außen an der Magenwand und messen die Dehnung des Magens. Wenn ein hohes Nahrungsvolumen verzehrt wird, geben die Mechanorezeptoren dies an das Gehirn weiter.[54] Es ist also wichtig, Lebensmittel zu verzehren, die ein großes Volumen haben, aber nur wenig Kalorien. Auf verarbeitete Lebensmittel sollte verzichtet werden. Insbesondere Zucker und Öle haben, gemessen an ihrem geringen Volumen, sehr viele Kalorien. Stattdessen sollten Lebensmittel mit vielen Ballaststoffen, Vitaminen und Mineralstoffen verzehrt werden. Ideal hierfür ist Gemüse, da die Kaloriendichte besonders gering, die Mikronährstoffdichte aber sehr hoch ist.

CHEMO-REZEPTOREN

Chemorezeptoren sitzen innen an der Magenwand und überprüfen den Nährstoffgehalt des Speisebreis.[55] Wird also ein hohes Volumen an Nahrung verzehrt, es fehlen jedoch Kalorien oder essenzielle Nährstoffe, sind die Chemorezeptoren nicht befriedigt. Auch hier bieten sich naturbelassene Lebensmittel an, da diese viel mehr Vitamine, Mineralstoffe, Ballaststoffe, usw. als verarbeitete Produkte beinhalten.

HORMONE

Auch der Hormonhaushalt beeinflusst das Hungergefühl. Eine Schlüsselrolle spielt hierbei das Hormon Leptin, welches in den Fettzellen gebildet wird. Je mehr Fettzellen im Körper vorhanden sind, desto mehr Leptin wird produziert. Dies signalisiert dem Körper, dass genügend Energiereserven vorhanden sind und sorgt dadurch für eine größere Sättigung. Außerdem unterdrückt Leptin seinen Gegenspieler Ghrelin. Ghrelin steht für Growth Hormone Release Inducing; das Hormon leitet also die Ausschüttung von Wachstumshormonen im Körper ein.[56] Es hat jedoch noch viele weitere Funktionen. Ghrelin regt den Appetit an und wird z.B. in Fastenphasen verstärkt ausgeschüttet. Nach einer Mahlzeit sinkt der Ghrelinspiegel dann wieder. Dies macht deutlich, warum man regelmäßig essen sollte. Viele Menschen nehmen sich z.B. morgens nicht die Zeit für ein Frühstück oder arbeiten ihre Mittagspause durch. Das rächt sich aber häufig, denn etwas später wird der Hunger dann so groß, dass man deutlich mehr isst oder eher dazu neigt, viel zwischendurch zu naschen. Je mehr Fettreserven im Körper vorhanden sind, desto mehr Sättigung wird also signalisiert. Das bedeutet, dass sehr übergewichtige Menschen theoretisch kaum Hunger verspüren sollten. In der Praxis ist dies jedoch nicht der Fall. Die Gründe hierfür werden noch diskutiert. Zum einen kann es sein, dass die Reize von Zucker und Fett stärker auf das Gehirn wirken als das Vorhandensein von Fettreserven. Mit so starken Reizen hat die Natur nicht gerechnet. Das Süßeste was es in der Natur gibt ist sehr reifes Obst oder ein klein wenig Honig. Fett gibt es nur in Form von Nüssen, Fleisch, Eiern, usw. Dass die Menschheit Sahnetorte, Chips und Schokolade entwickelt hat, ist neu für das Gehirn und kann für eine „Reizüberflutung" sorgen. Es wird jedoch auch diskutiert, in wie weit Menschen durch starkes Übergewicht leptinresistent werden können. Das bedeutet, dass die Fettzellen immer mehr Leptin produzieren, da immer mehr Fettzellen dazu kommen. Daraufhin werden die Leptinrezeptoren so oft belegt, dass sie überreizen und resistent gegen das Hormon werden. Die Rezeptoren erkennen das Leptin also nicht mehr an. Wird der Körperfettanteil nun gesenkt, wird auch weniger Leptin produziert. Das Hormon dockt seltener an den Rezeptor an und der Rezeptor wird wieder sensibler für Leptin. Mit Normalisierung des Körpergewichts normalisieren sich also auch der Leptinstoffwechsel und das Hungergefühl wieder. Wird die Nahrungsaufnahme stark reduziert oder der Körperfettanteil stark gesenkt, sinkt auch die Leptinproduktion. Das Hungergefühl steigt dadurch an. Folgende Schritte sollten also beachtet werden, wenn man viel Hunger verspürt:

- Nicht zu wenig essen (keine Crash-Diäten).
- Regelmäßig essen (keine Mahlzeiten ausfallen lassen).
- Naturbelassen essen (keinen Zucker).

BEWUSST ESSEN UND KAUEN

Menschen, die langsam essen nehmen meist weniger Kalorien auf. Das liegt daran, dass der Genuss gesteigert wird und man somit nach einer Mahlzeit befriedigter und gesättigter ist.[57] Es wird vermutet, dass es einfach eine gewisse Zeit dauert, bis das Gehirn uns signalisiert, dass genug gegessen wurde. Eine Untersuchung lässt jedoch vermuten, dass es nicht nur an der reinen Zeit, sondern auch an der Anzahl an Bissen und Schlucken liegt.[58] Es hilft also durchaus, sich beim Essen Zeit zu lassen, bewusst zu essen und die Lebensmittel lange zu kauen. Dadurch fühlen sich viele Menschen länger satt und nehmen leichter ab.[59] Tipps, um langsamer zu essen:

- das Besteck zwischendurch weglegen
- von kleinen Tellern essen
- mit einer kleinen Gabel essen
- häufig kauen
- keine Lebensmittel mit Flüssigkeit runterspülen

HEIßHUNGER

Noch schlimmer als einfach nur hungrig zu sein, ist eine Heißhungerattacke. Heißhunger beschreibt den unbändigen Drang nach süßem, salzigem oder fettigem Essen. Es gibt fünf Faktoren, welche Heißhunger maßgeblich beeinflussen. Die 5 Heißhunger-Faktoren:

- hohes Kaloriendefizit
- Mikronährstoffdefizite
- zu viel Stress
- zu wenig Schlaf
- Gewohnheit

HOHES KALORIENDEFIZIT

Wenn du deinem Körper nur noch sehr wenig Nahrung gibst, fehlt ihm Energie. Der Körper kann sich aber nicht vorstellen, dass du einen prall gefüllten Kühlschrank hast, jedoch gezielt weniger isst. Er tickt noch nach den Urzeitmechanismen und hier bedeutet eine reduzierte Nahrungsaufnahme, dass eine Hungerperiode folgt. In den Wintermonaten gibt es weniger Tiere und weniger Pflanzen. Dein Körper versucht nun zu überleben. Damit er die langen Monate bis zum Frühling durchhält, versucht er möglichst sparsam zu sein. Er hat also zwei Stellschrauben:

1. Steigerung deines Hungergefühls

Zuerst erhöht dein Körper deinen Hunger. Er versucht dich dazu zu bringen, mit allen Mitteln die letzte Nahrung zu finden. Eventuell kennst du es auch, dass du „dünnere Nerven" hast, wenn du wenig isst. Du bist dann leichter gereizt oder sogar aggressiver. Auch das ist ein Mechanismus deines Körpers. Er stellt die Hormone um, um dich in der „Jagd" erfolgreicher zu machen. Solltest du aber trotz Hunger und blank liegenden Nerven standhaft bleiben und nicht mehr essen, greift der Körper zu Option 2.

2. Reduktion des Kalorienverbrauches

Wenn du nicht mehr isst, muss dein Körper halt weniger Kalorien verbrauchen. Wie effektiv dein Körper seinen Energieverbrauch drosseln kann, hast du ja bereits in den ersten Kapiteln dieses Buches gelesen. Achte also darauf, nicht zu wenig zu essen und vermeide unbedingt Crash-Diäten. Zu wenig zu essen ist einer der Hauptgründe für Heißhungerattacken. Achte auch darauf, keine Mahlzeiten ausfallen zu lassen. Wenn du morgens keine Zeit für ein Frühstück hast und mittags die Pause lieber durcharbeitest, musst du dich nicht wundern, wenn dich nachmittags Heißhungerattacken heimsuchen. Diese sorgen dann oft dafür, dass man mehr isst als eigentlich geplant.

MIKRONÄHRSTOFFDEFIZIT

Auch wenn deinem Körper Vitamine oder Mineralstoffe fehlen, signalisiert er mehr Hunger. Dein Körper geht davon aus, dass eine erhöhte Nahrungsaufnahme auch zu einer erhöhten Mikronährstoffaufnahme führt, da alle naturbelassenen Lebensmittel reich an Vitaminen, Mineralstoffen, Ballaststoffen, usw. sind. Heutzutage gibt es aber Weißbrot, Süßigkeiten und andere stark verarbeitete Lebensmittel, welche quasi frei von Vitalstoffen sind. Das weiß dein Körper nur leider nicht. Sollten ihm also essenzielle Nährstoffe fehlen, wird er dir Hunger signalisieren.

ZU VIEL STRESS

Bei Stress reagieren Menschen sehr unterschiedlich. Manche Menschen fangen bei Stress direkt an viel zu essen; insbesondere Süßigkeiten werden oft zwischendurch genascht.

Ich erinnere mich gern an meine Zeit im Zivildienst zurück. Damals habe ich im Kindergarten gearbeitet, in meiner Freizeit habe ich mich aber bereits viel mit dem Thema Ernährung beschäftigt. Die Theorie war mir klar, ich wusste damals aber noch nicht, wie man es schafft, eine Verhaltensänderung bei den Menschen zu erreichen.

Ich erinnere mich an die skurrile Situation, als eine Kollegin mich fragte, welche Diät ich ihr empfehlen würde, während sie die Schublade mit der „Nervennahrung" regelrecht plünderte. Ich hatte keine Antwort für sie... Ich musste ihr ja nicht erklären, dass die Schokoriegel und Kekse, die sie gerade in sich reinstopfte, nicht zielführend sind. Das wusste sie schließlich selbst. Die Frage war also eher: Wie schafft sie es darauf zu verzichten? Heute weiß ich zwei Sachen:

1. Du darfst dich nicht mit Diäten runterhungern, denn diese machen es nur schlimmer. Beschleunige stattdessen deinen Stoffwechsel; dann kannst du dich auch immer gesund satt essen.
2. Es ist wichtig, deinen persönlichen Alltag und deine individuellen Bedürfnisse zu berücksichtigen. Ansonsten scheitert jede Theorie in der Praxis.

Heutzutage ist das Thema Stress bei fast jedem Menschen im Alltag präsent. Ich selbst fange bei Stress nicht an Schokolade zu essen, sondern verliere eher meinen Appetit. Ich esse dann stundenlang gar nichts. Aber sobald der Stress nachlässt, bekomme ich regelrecht Heißhunger. Dann neige ich dazu, deutlich mehr und deutlich ungesünder zu essen. Darum ist es wichtig, dass ich gar nicht erst in diese Situation komme.

Natürlich kann ich versuchen meinen Stress zu reduzieren; das ist aber nur bis zu einem gewissen Grad möglich. Es ist völlig normal, dass man Stress im Leben nicht komplett beseitigt kriegt. Es gibt immer mal wieder Phasen, in denen man mehr Stress hat; man sollte dann aber auch wieder gezielt Phasen zur Erholung einplanen. Außerdem kann man in den stressigen Phasen etwas genauer auf die Ernährung achten. Ich achte dann z.B. darauf, mir genug Zeit fürs Essen zu nehmen. Denn wenn ich meine Mahlzeiten aufgrund von Stress ausfallen lasse, kriege ich am Ende des Tages nur noch mehr Schwierigkeiten. Gerade in stressigen Phasen sollte ich mein Essen also am besten stets vorbereitet haben und die Mahlzeiten fest in den Tag einplanen.

Süßigkeiten und Knabbereien sollten aus dem Sichtfeld verbannt werden, damit man nicht ständig zwischendurch ungesunde Lebensmittel isst.

ZU WENIG SCHLAF

Auch zu wenig Schlaf beeinflusst unser Hunger- und Sättigungsgefühl. Wenn wir zu wenig schlafen, haben wir mehr Hunger und essen mehr. Der Körper versucht so fehlende Energie durch zusätzliche Nahrungsaufnahme zu kompensieren. Das funktioniert aber nur sehr kurzfristig, denn eigentlich braucht der Körper Ruhe und Erholung und keine Extrakalorien. Kurzfristig kann man den Körper aber mit schneller Energie, z.B. aus Zucker, überlisten.

Ich merke das bei mir selbst sehr stark. Wenn ich z.B. lange wach bin und noch etwas arbeite, merke ich, wie ich Heißhunger auf Schokolade kriege. Diese Lust kommt aus dem Nichts und ich weiß genau, dass mein Körper eigentlich nur müde ist und ich ins Bett gehen müsste. Aber ich versuche mich noch zu konzentrieren und mein Körper schreit nun nach Energie. Und tatsächlich bin ich deutlich wacher und konzentrierter, wenn ich dann einen Schokoriegel esse; aber nur für ein paar Minuten. Danach falle ich wieder in ein Konzentrationsloch.

Natürlich ist es keine Lösung, alle halbe Stunde einen Schokoriegel zu essen. Wenn du merkst, dass du Heißhunger bekommst, weil du sehr lange wach bleibst, höre auf das Signal deines Körpers und lege dich schlafen.

Achte generell darauf, dass du genügend schläfst. Wenn du dauerhaft unter Schlafmangel leidest, ist dein Appetit den ganzen Tag über größer.

GEWOHNHEIT

Wenn wir immer sehr salzig oder sehr süß essen, gewöhnen sich unsere Geschmacksnerven daran. Nicht nur die Nerven auf der Zunge, auch unser Gehirn und unsere Darmbakterien gewöhnen sich an Zucker. Gemüse schmeckt nach gar nichts mehr und die Schokolade, die uns früher zu süß war, schmeckt auf einmal ganz normal.

Die gute Nachricht ist jedoch: Wenn du einige Tage nur naturbelassen isst und gesalzene oder gezuckerte Lebensmittel weglässt, normalisiert sich dein Geschmack auch wieder.

Wir gewöhnen uns aber nicht nur geschmacklich an diese Lebensmittel, sondern auch psychisch. Wenn wir z.B. Schokolade essen, schüttet unser Körper das Glückshormon Dopamin aus. Greifen wir bei negativen Emotionen wie Stress oder Trauer zu Süßigkeiten, können wir das unerwünschte Gefühl durch die Ausschüttung der Glückshormone also unterdrücken. Machen wir das jedoch immer wieder, konditionieren wir uns darauf. Plötzlich bekommen wir Heißhunger, sobald wir negative Emotionen verspüren. Wie man diese Konditionierung wieder auflösen kann, wird in der zweiten Hälfte dieses Buches erklärt.

SCHUMMELTAGE

Vor einigen Jahren war ich bei einer Gruppe befreundeter Sportler zum Filmabend eingeladen. Leistungssportler verbrauchen viele Kalorien und so wurde fleißig Pizza und Eis bestellt. Ich staunte nicht schlecht, als ich sah, wie einer der Sportler, der gerade auf „Diät" war, eine ganze Familienpizza allein verdrückte. Das war aber noch nicht genug; dazu gab es einen kompletten Becher „Ben & Jerry's"-Eis sowie einen Liter Cola. Als ich ihn fragte, was denn mit seiner Diät sei, sagte er mir, heute sei sein „Schummeltag".

Heutzutage werden Schummeltage (oder auf Englisch „Cheat Days") regelrecht glorifiziert. Ganz nach der Devise „Wer lange verzichtet, darf sich auch mal etwas gönnen und der eine Tag ist ja nun auch nicht so schlimm, oder?"

Rechnen wir das Beispiel meines Freundes doch mal aus:

Er hat durch sein Sportpensum einen hohen Kalorienverbrauch. Er hat genau ermittelt, wie viele Kalorien er durchschnittlich pro Tag verbraucht und nun darauf geachtet, dass er jeden Tag 500 kcal weniger isst als er verbrennt. Statt 3.000 kcal hat er also nur noch 2.500 kcal pro Tag gegessen.

Obwohl er mit dieser Vorgehensweise konstant abnehmen müsste, hat sich seine Figur über mehrere Wochen kaum verändert. Als ich beim Filmabend neben ihm saß, wurde mir klar warum. Allein dieser eine Abend lieferte mehr Kalorien, als er über die gesamte Woche eingespart hatte. Er aß bzw. trank:

- eine Familienpizza (1.250 kcal)
- einen Becher Ben & Jerry's (1.350 kcal)
- einen Liter Cola (410 kcal)

Das ergibt zusammen stolze 3.010 kcal, die er zusätzlich zu seiner normalen Ernährung gegessen hat. Damit hat er sich all den Verzicht und die Anstrengung einer ganzen Woche in nur 90 Minuten ruiniert.

Ich denke, dieses Beispiel macht deutlich, dass man nicht gezielt Tage einbauen sollte, an denen man maßlos alles isst, worauf man Lust hat. Das bedeutet aber natürlich nicht, dass man nie wieder eine Pizza essen darf. Wie du bereits weißt, bin ich ein großer Freund der 80/20-Regel. Man achtet also darauf, zu etwa 80 % gesunde, naturbelassene Lebensmittel und nur zu 20 % ungesunde Leckereien zu essen. Denn wenn du nur Süßigkeiten isst, wirst du es kaum schaffen, lange satt zu bleiben.

Wenn du deinen Stoffwechsel beschleunigst, verbrennst du mehr Kalorien und kannst so auch mal ohne Probleme dein Lieblingsessen verzehren.

Eine klassische Diät, bei der man auf alles verzichtet, was gut schmeckt, hält niemand auf Dauer durch. Die Lust auf die verbotenen Lebensmittel steigt mit der Zeit immer weiter, denn was selten ist, ist wertvoll. Mein Sportkumpel durfte am eigenen Leib erfahren, was passiert, wenn man sich alle Leckereien verbietet. Achte also darauf, den Großteil deiner Lebensmittel gesund und natürlich zu halten, aber verbiete dir nichts komplett.

SO ERNÄHRE ICH MICH

Ich selbst beachte natürlich auch die sechs Schritte der Stoffwechselbeschleunigung und die drei grundlegenden Ernährungsregeln. Zur Erinnerung sind sie hier noch einmal aufgelistet.

Die 6 Schritte zur Stoffwechselbeschleunigung:

1. Iss nicht zu wenig.
2. Iss viel Eiweiß.
3. Trinke täglich Grüntee.
4. Bewege dich im Alltag.
5. Mache Sport.
6. Baue braunes Fettgewebe auf.

Die 3 Ernährungsregeln:

1. Trinke keine Kalorien.
2. Ernähre dich naturbelassen.
3. Iss 5 Hände voll Obst oder Gemüse am Tag.

Häufig werde ich gefragt, ob ich dabei eine bestimmte Ernährungsform verfolge. Grundsätzlich lässt sich diese Methode mit jeder Ernährungsform umsetzen, denn die Methode ist nicht an bestimmte Lebensmittel, bestimmte Uhrzeiten oder ähnliches gebunden. Du kannst deinen Stoffwechsel also beschleunigen, auch wenn du bestimmte Nahrungsmittel nicht magst, allergisch auf sie reagierst oder aus anderen Gründen eine spezielle Ernährungsform verfolgst.

So ist es auch bei mir, denn ich habe vor 6 Jahren meine Ernährung umgestellt. Ein typischer Tag sieht bei mir heute beispielsweise so aus:

Frühstück

Müsli:
- Haferflocken
- geschrotete Leinsamen
- Beerenobst und Apfel
- Floraprotein
- Wasser

Mittagessen

Reis-Linsen-Curry:
- Reis
- rote Linsen
- Gemüse (Brokkoli, Champignons, Paprika, Karotte, usw.)
- Kokosmilch
- Currypaste
- Tofu

Snack

- Studentenfutter

Abendessen

Avocado-Brote:
- Vollkornbrot
- Avocado
- Hummus
- Tomate

Ich werde dir gleich noch etwas genauer zeigen, worauf ich bei meiner Ernährung achte, zuerst möchte ich jedoch erklären, warum ich meine Ernährung damals umgestellt habe. Sie bringt einige Vorteile mit sich, sowohl für mich als auch für andere Menschen, die Tiere und die Umwelt. Zusammengefasst ergeben sich die folgenden Vorteile:[60 61 62 63 64 65]

- Reduktion des Tierleids um 95 %
- Reduktion der Treibhausgase um 15 – 30 %
- Reduktion der Regenwaldrodung um 80 %
- Reduktion der Artenausrottung um 70 %
- Reduktion des Frischwasserverbrauchs um 30 %
- Reduktion der benötigten Ernte um 35 %
- Reduktion der Gesundheitskosten um 30 %
- Reduktion von Antibiotikagaben um 75 %

Wie du siehst, ergeben sich sehr viele positive Effekte, vor allem für die Tiere und die Umwelt. Aber auch andere Menschen profitieren davon; insbesondere die Menschen in ärmeren Ländern können so mit ausreichend Frischwasser und Nahrungsmitteln versorgt werden. Bestimmt fragst du dich schon, wie auch du all diese positiven Effekte mit deiner Ernährung erzeugen kannst. Vielleicht ist dir bei meinem Beispieltag ja bereits aufgefallen, dass ich mich rein pflanzlich ernähre. Für mich war klar: Wenn ich genauso gesund bin, die gleiche sportliche Leistung erbringe, genauso gut abnehme, aber zusätzlich all die oben beschriebenen positiven Effekte erzeuge, dann ist es extrem sinnvoll mich rein pflanzlich zu ernähren. Denn heutzutage gibt es so viele pflanzliche Lebensmittel und Ersatzprodukte, dass eine vegane Ernährung schon lange nicht mehr bedeutet auf alles zu verzichten was gut schmeckt. Aber vorher wollte ich sichergehen, dass eine vegane Ernährung auch bedarfsdeckend ist und mich nicht krank macht. Die Academy of Nutrition and Dietetics (die amerikanische Ernährungsgesellschaft) sagt, dass eine adäquat geplante vegane Ernährung gesund und bedarfsdeckend für

jeden Lebenszyklus ist. Dazu zählen auch die Schwangerschaft, die Still-
zeit, das Säuglingsalter, die Kindheit, die Jugend, das Erwachsenenalter, das
Rentenalter sowie Sportler.[66] Ich wollte jedoch ganz sichergehen, dass eine
vegane Ernährung bedarfsdeckend ist und darum habe ich selbst die Studien zu diesem Thema gelesen. Und was ich dabei herausgefunden habe
hat mich geschockt. Eine ausgewogene vegane Ernährung ist nicht nur bedarfsdeckend und besser für den Planeten, sie ist auch deutlich gesünder.
Herzinfarkte, Schlaganfälle, Diabetes und Krebs zählen zu den häufigsten
Todesursachen in Deutschland. Das Erstaunliche dabei ist, dass wir mit unserem Lebensstil einen extremen Einfluss darauf haben. Sicher weißt du z.B.
wie schädlich rauchen ist. Aber hättest du gedacht, dass unsere Ernährung
das Krankheitsrisiko stärker beeinflusst als unsere Genetik? Eine Metaana-
lyse hat viele Studien ausgewertet, um herauszufinden welche Ernährungsform das geringste Risiko für Zivilisationskrankheiten aufweist. Das Ergebnis
war beeindruckend: Allein durch eine rein pflanzliche Ernährung konnten
das Herzinfarktrisiko um 25 % und das Krebsrisiko um 15 % gesenkt werden.[67]
Diese Ergebnisse werden auch von der „Adventist Health Study 2" gestützt.
Diese Studie hat die Ernährung von über 70.000 Menschen ausgewertet und in Verbindung zum Risiko für Zivilisationskrankheiten gebracht.[68]
Das unglaubliche Ergebnis siehst du in der nachfolgenden Tabelle.[69]

	normale Mischkost	vegane Ernährung
BMI ∅	28,8	23,6
Diabetes	Referenzwert	49 % geringeres Risiko
Bluthochdruck	Referenzwert	63 % geringeres Risiko
Metabolisches Syndrom	Referenzwert	56 % geringeres Risiko
Krebs	Referenzwert	16 % geringeres Risiko
Gesamtsterblichkeit	Referenzwert	15 % geringeres Risiko

All die Zivilisationskrankheiten, welche die häufigsten Todesursachen in Deutschland sind, werden durch eine pflanzliche Ernährung massiv gesenkt. Auch der BMI ist bei Veganern im Durchschnitt geringer. Zusätzlich werden Ressourcen, die Umwelt und die Tiere geschont. Wir können also sehr viele Probleme gleichzeitig beseitigen, indem wir einfach andere Lebensmittel im Supermarkt einkaufen. Diese Erkenntnis hat mich so fasziniert, dass ich mittlerweile sogar einen Studienbrief über vegane Ernährung geschrieben habe, der staatlich geprüft und zugelassen wurde. Ich unterrichte damit angehende Ernährungsberater und bringe ihnen bei, welche unglaublichen Vorteile die vegane Ernährung hat und wie man eine vegane Ernährung am besten umsetzen kann. Wenn auch du eine pflanzenbetonte Ernährung ausprobieren möchtest, habe ich hier einige Tipps für dich, die du ideal für den Einstieg nutzen kannst.

Lerne neue Lebensmittel kennen

Es ist immer gut seinen Horizont zu erweitern. Und gerade wenn man auf bestimmte Lebensmittel verzichten möchte, sollte man vorher Alternativen ausprobieren. Ansonsten ist der Teller auf einmal halb leer und das Essen schmeckt nicht mehr. Wenn man aber bereits viele Alternativen hat, kann man problemlos ein rein pflanzliches Gericht zubereiten, ohne dass man das Gefühl hat, es würde etwas fehlen. Folgende Lebensmittel kannst du einmal ausprobieren, wenn du sie noch nicht kennst:

- rote Linsen
- Kichererbsen
- Tofu
- Räuchertofu
- Lupinenfilet
- geschrotete Leinsamen
- Chiasamen

- Avocado
- Süßkartoffeln
- Shiitake-Pilze
- Pflanzenmilch
- Sojajoghurt

Manche neuen Lebensmittel werden dir gut schmecken, andere nicht. Das ist ganz normal. Darum ist es so wichtig einfach mal auszuprobieren, was dir richtig gut gefällt. Diese Lebensmittel übernimmst du dann dauerhaft in deine Ernährung.

Wähle immer die vegane Option, wenn sie dir angeboten wird

Dieser Tipp eignet sich besonders gut, wenn man die vegane Ernährung einfach mal kennenlernen möchte, ohne sich im Detail damit zu beschäftigen oder komplett vegan zu werden. Er ist also ideal für den Einstieg. Nimm einfach immer die vegane Alternative, wenn es zu deinem altbekannten Lebensmittel oder deiner Mahlzeit eine gibt. Du möchtest einen Döner mit Kräutersoße essen? Nimm eine Falafeltasche mit scharfer Soße und schon ist es vegan. Du gehst gern asiatisch essen? Probier das Curry mal mit Tofu statt mit Huhn. Auf der Speisekarte steht ein normaler Burger und der neue vegane „Beyond Meat"-Burger? Probier den veganen Burger; du wirst den Unterschied kaum schmecken. Du möchtest Milch im Supermarkt kaufen? Probier eine neue Pflanzenmilch. Du hast eine große Auswahl, falls dir eine Sorte nicht schmeckt. Es gibt Sojamilch, Hafermilch, Mandelmilch, Reismilch, Cashewmilch, usw. Mir persönlich schmeckt übrigens Hafermilch am besten, auch im Kaffee oder Müsli.

Es gibt in vielen Supermärkten bereits Ersatzprodukte für Milchprodukte, Wurstaufschnitt, Käse, usw. Du musst sie nur nutzen. Auch in vielen Restaurants gibt es leckere Gerichte, die schon immer vegan waren. Und auch hier ist es normal, dass dir manche Gerichte besser schmecken als andere.

Probier dich also einfach einmal durch die Speisekarten. Nach einigen Wochen wirst du genau wissen, welche Gerichte dir gut schmecken und damit tolle Alternativen für dich sind.

Gehe einen Schritt nach dem anderen

Eine vegane Ernährung hat sehr viele Vorteile. Darum stellen manche Menschen ihre Ernährung direkt komplett um, sobald sie davon erfahren. Anderen fällt es aber sehr schwer, von heute auf morgen das gewohnte Essverhalten umzustellen. Bedenke darum, dass deine Ernährung kein schwarz-weiß Muster ist. Es gibt nicht nur ganz oder gar nicht. Jeder Schritt in eine stärker pflanzenbetonte Ernährung bringt Vorteile mit sich. Du kannst also auch erstmal nur auf Fleisch verzichten und erst in den nächsten Wochen damit beginnen, weitere tierische Produkte gegen pflanzliche auszutauschen.

Wenn du aktuell jeden Tag Fleisch isst, starte doch einfach erstmal mit einem fleischfreien Tag pro Woche. Und sobald du dich an diesen Tag gewöhnt hast, reduzierst du deinen Fleischkonsum weiter. Du könntest dann z.B. nur noch auswärts Fleisch essen, aber zuhause keins mehr beim Kochen nutzen, usw..

Die vegane Ernährung bringt so viele Vorteile, dass es sich einfach lohnt es einmal auszuprobieren. Natürlich braucht es immer ein paar Wochen bis man sich an eine Umstellung gewöhnt hat, aber danach ist die Ernährung genauso einfach und vielseitig wie jede andere auch. Wenn du dich weitergehend mit einer pflanzlichen Ernährung beschäftigen möchtest, schau unbedingt auf meiner Webseite vorbei: **https://jasper-caven.de/vegan**

Dort findest du alle wichtigen Informationen zum Thema Veganismus.

Ich zeige dir auf meiner Webseite:

- alle Vorteile im Detail
- wie man seine Ernährung am besten umstellt
- auf welche Nährstoffe man besonders achten sollte
- dass die meisten Mythen über die vegane Ernährung haltlos sind
- leckere Rezepte, die ganz einfach umzusetzen sind

Für mich ist das Thema eine Herzensangelegenheit, da man damit einfach so viel Gutes tut. Dennoch möchte ich das Thema meiner Ernährungsform hier abschließen und dir weiter bei der Gewichtsreduktion helfen.

KONTROLLE

Um deine Fortschritte bei der Gewichtsreduktion zu kontrollieren, stehen dir verschiedene Werkzeuge zur Verfügung. Ich empfehle dir, dich regelmäßig zu wiegen. Am besten immer morgens, nackt und nach dem Toilettengang. Das reduziert Messfehler. Du kannst aber auch gerne noch weitere Methoden dazu nehmen. Die folgenden Kontrollmethoden können allesamt ohne großen Aufwand zuhause durchgeführt werden. Kontrollmethoden im Überblick:

- Spiegelbild
- Umfänge
- Vergleichsfotos
- Waage

SPIEGELBILD

Das Spiegelbild zeigt natürlich die Fortschritte einer Gewichtsreduktion. Da man sich selbst jedoch jeden Tag sieht, nimmt man kleine Veränderungen kaum war. Darum macht es Sinn, zusätzlich mit Vergleichsfotos zu arbeiten.

VERGLEICHSFOTOS

Vergleichsfotos sind häufig effektiver als ein Spiegelbild, weil es damit möglich ist, zwei Zeitpunkte direkt miteinander zu vergleichen. Das macht es leichter die Veränderungen zu sehen und man hält den eigenen Werdegang dauerhaft fest. Man kann also rückblickend sehen, wie die eigene Figur z.B. vor einem Monat noch aussah. Um die Fotos jedoch wirklich vergleichen zu können, sollten einige Punkte beachtet werden:

- gleiche Kamera
- gleiche Körperhaltung
- gleiches Licht

WAAGE

Mit der Waage kann man am einfachsten kontrollieren wie viel man abnimmt. Es muss jedoch betont werden, dass man meist nur das verlorene Gesamtgewicht sehen kann. Dies hat nicht unbedingt eine Aussagekraft über das reduzierte Körperfett. Wenn sich das Gewicht auf der Waage kontinuierlich reduziert, ist dies ein sehr gutes Zeichen. Große Sprünge im Gewicht haben meist eine andere Ursache, wie z.B. Schwankungen im Wasserhaushalt des Körpers. Folgende Parameter können das Gewicht beeinflussen:

- Kleidung
- Kohlenhydratspeicher
- Körperfettanteil
- Muskelmasse
- Speisebrei im Magen
- Wasserhaushalt

Viele Waagen zeigen zusätzlich zum Gesamtgewicht den Körperfettanteil an. Die Messung des Körperfettwertes ist jedoch meist sehr ungenau und wird unter anderem von Faktoren wie dem Wasserhaushalt beeinflusst. Die Körperfettangabe liefert also ein Indiz, jedoch keine exakte Kontrolle. Frauen sollten zusätzlich beachten, dass sowohl ihr Wasserhaushalt als auch ihr Körpergewicht zyklusbedingt schwanken können.

UMFÄNGE

Man kann auch die Umfänge an bestimmten Körperstellen, wie dem Bauch, der Hüfte oder den Beinen, messen. Hierbei sollte man jedoch darauf achten, dass man das Maßband immer genau an der gleichen Stelle anlegt. Ansonsten schleichen sich schnell Ungenauigkeiten ein.

ZUSAMMENFASSUNG DER KONTROLL-METHODEN

Wenn man sich alle vorgestellten Kontrollmethoden anschaut, wird eins deutlich: Keine davon ist perfekt. Nun jedoch zur guten Nachricht: Das müssen sie auch gar nicht sein. Es ist für uns schließlich nicht notwendig, die Gewichtsreduktion bis ins kleinste Detail zu analysieren. Es geht lediglich darum zu kontrollieren, ob das Gewicht weiter sinkt.

Wenn du die Fortschritte deiner Gewichtsreduktion dennoch genauer kontrollieren willst, empfiehlt es sich, mehrere der vorgestellten Methoden zu kombinieren. Theoretisch kannst du sogar alle anwenden; in der Regel reichen jedoch ein bis zwei Kontrollmethoden aus.

ABNEHMEN IST KOPFSACHE

Diesem Kapitel möchte ich besondere Aufmerksamkeit schenken, denn auch die beste Anleitung führt nicht zum Erfolg, wenn du dich nicht daran hältst. Du musst die Theorie nun also in die Praxis umsetzen und dabei spielt die Psychologie die entscheidende Rolle. Darum erkläre ich dir nun, wie du es schaffst, deine neuen Verhaltensweisen dauerhaft in deinen Alltag zu integrieren. Um dir dabei bestmöglich zu helfen, habe ich eine 9-Schritte-Anleitung entwickelt.

SCHRITT 1: DEIN WARUM

Das Warum ist die treibende Kraft hinter deiner Motivation, der Grund warum du etwas tust oder eben nicht. Die meisten Menschen scheitern schon daran, überhaupt ein Warum zu formulieren. Sie haben schlichtweg keinen wirklichen Grund und wenn sie einen haben, ist dieser oft nicht stark genug oder nicht klar definiert. Viele Menschen jagen Zielen hinterher, die ihnen von anderen vorgelebt werden, sie selbst aber eigentlich gar nicht glücklich machen. Wenn das Warum also z.B. nur lautet „Damit mein Mann mich in Ruhe lässt." oder „Damit andere mich nicht mehr als zu dick empfinden." reicht dies wahrscheinlich nicht für einen echten inneren Antrieb aus. Erforsche also, was dich im Leben glücklich macht und suche genau hier dein persönliches Warum. Eventuell ist es deine Gesundheit oder ein komplett neues Körper- und Lebensgefühl im Alltag. Vielleicht ist es aber auch etwas ganz anderes. Nur wenn du weißt, was dich wirklich glücklich macht, kannst du auch wissen, was dich wirklich antreibt. Wichtig ist, dass du dieses Warum klar definierst und dir stets vor Augen hältst. Dafür möchte ich, dass du zuerst einige Fragen schriftlich beantwortest. Und ich weiß, dass es leichter ist, jetzt einfach weiter zu lesen und die Fragen später oder nur im Kopf zu beantworten. Aber glaube mir, wenn du etwas aufschreibst, verinnerlichst du es wesentlich stärker. Außerdem wirst du die Antworten später brauchen, um dir dein Ziel immer wieder in Erinnerung zu rufen. Nimm dir also Zeit und gehe bei jeder Frage in dich. Schreibe auch gern dazu, welche Gefühle dabei in dir aufkommen. Beantworte nun also die folgenden Fragen schriftlich:

Was sind die negativen Auswirkungen deines momentanen Gewichts?

_____

_____

Warum ernährst du dich so wie du es aktuell tust? (Achte auch auf deine Emotionen.)

_____

_____

Welche negativen Effekte würden entstehen, wenn du deine Ernährung optimierst und die Schritte zur Stoffwechselbeschleunigung umsetzt?

_____

_____

Welche Hindernisse könnten dir auf deinem Weg begegnen?

_____

_____

Welche positiven Effekte würden entstehen, wenn du deine Ernährung optimierst und die Schritte zur Stoffwechselbeschleunigung umsetzt?

_____

_____

Was für ein Leben führst du gerade? (Womit verbringst du viel Zeit, wo steckst du deine Energie rein, mit welchen Menschen umgibst du dich häufig, usw.)

_____

_____

Was für ein Leben würdest du gerne führen? (Stelle dir auch vor, du hättest diese Ziele schon erreicht und schreibe auch die hierbei entstehenden Gefühle mit auf.)

_____

_____

In welchen Bereichen würden Sport und eine gesunde Ernährung dich deinem Wunschleben näherbringen?

_____

_____

Nun sollte sehr deutlich geworden sein, ob und warum es sich für dich lohnt, deine Ernährung umzustellen und abzunehmen. Du siehst jetzt konkret vor dir, worauf du verzichten musst, aber auch, was du dadurch erreichen kannst. Bilde daraus ein starkes Warum. Du weißt nun also warum du abnehmen möchtest, jetzt solltest du noch definieren, wann du dein Ziel erreicht hast.

SCHRITT 2: DEINE ZIELSETZUNG

Dein Ziel sollte möglichst realistisch sein. Nur wenn es realistisch ist, wirst du es in der geplanten Zeit erreichen bzw. bereits vorher Teilerfolge feiern können. Jedes erreichte (Teil-)Ziel gibt dir neue Motivation, ein weiteres Ziel in Angriff zu nehmen. Darum solltest du bei der Formulierung deines Ziels die sogenannte SMART-Formel beachten. SMART steht für:

Spezifisch · **M**essbar · **A**ttraktiv/**A**ktiv · **R**ealistisch · **T**erminiert

Spezifisch

Spezifisch bedeutet, dass dein Ziel ganz klar formuliert und nicht zu allgemein gehalten wird. Statt also „Ich möchte meine Figur verbessern." als Ziel zu formulieren, solltest du klar benennen, wodurch diese Verbesserung geschehen soll. Eine spezifischere Formulierung wäre z.B. „Ich möchte abnehmen."

Messbar

Messbar bedeutet, dass dein Ziel objektiv betrachtet als geschafft angesehen werden kann. Statt also als Ziel einfach nur „abnehmen" zu wählen, solltest du klar festlegen, wie viel du abnehmen möchtest. „Ich möchte 5 kg abnehmen." wäre z.B. ein messbares Ziel.

Attraktiv / Aktiv

Attraktiv bzw. aktiv bedeutet, das Ziel positiv und aktiv zu beschreiben, also aktive Verben bei der Formulierung zu verwenden. Statt „Ich möchte 5 kg abnehmen.", sollte die Formulierung „Ich werde 5 kg abnehmen." lauten.

Realistisch

Realistisch bedeutet, dass das Ziel zwar herausfordernd, aber dennoch erreichbar sein sollte. „Ich werde in einer Woche 5 kg abnehmen." ist kaum realisierbar. „Ich werde in 2 Monaten 5 kg abnehmen" hingegen schon.

Terminiert

Terminiert bedeutet, dass klar festgelegt wird, bis wann das Ziel erreicht werden muss; z.B. „Ich werde bis zum 31.12.2020 5 kg abnehmen.

Endformulierung nach der SMART-Formel:

„Ich werde bis zum 31.12.2020 5 kg abnehmen."

Jetzt hast du ein klares Ziel definiert. Damit du dich auch wirklich daran hältst, möchte ich, dass du nun einen Stift nimmst und dein Ziel wie folgt aufschreibst: „Ich verspreche, dass ich bis zum 31.12.2020 5 kg abnehme und ein unglaubliches Leben führe." Dann schreibst du das heutige Datum dazu und unterschreibst dein Ziel. Das ist dein Vertrag mit dir selbst! Von heute an hakst du jeden Tag im Kalender ab, an dem du dich an deinen Plan gehalten hast. Das visualisiert noch einmal, wie du deinem Ziel Schritt für Schritt näher kommst und wie viel du schon geschafft hast.

Mein Ziel: _____

SCHRITT 3: ANALYSIERE DEIN ESSVERHALTEN

Die meisten Menschen essen nur noch selten aus echtem Hunger. Mindestens genauso häufig essen wir aus einem der folgenden drei Gründe:

- äußere Reize
- Gewohnheit
- Emotionen

Wenn du unkontrolliertes Naschen und Fressattacken in den Griff kriegen willst, musst du verstehen, warum du eigentlich isst. Die meisten Entscheidungen laufen unbewusst ab und haben ihren Ursprung nicht in echtem Hunger. Anschließend kannst du, je nachdem was der Auslöser war, entsprechende Strategien entwickeln, um diese ungesunden Verhaltensweisen künftig zu vermeiden.

Äußere Reize

Wir sind permanent von Essen umgeben. Im Fernsehen erzählen uns Werbespots, welches Fertiggericht wir essen sollen. Auf der Straße lockt der Imbiss mit seinem Duft und im Supermarkt verführt uns das Süßwarenregal an der Kasse dazu, noch schnell einen Riegel aufs Band zu legen. Häufig haben wir gar nicht wirklich Hunger, sondern werden nur von den Gerüchen und Farben der Lebensmittel dazu verleitet, ungesundes Essen zu kaufen.

Die Lösung: Du solltest versuchen, weniger äußeren Reizen ausgesetzt zu sein. Da du sie aber nicht vollständig umgehen kannst, solltest du auch deine Willenskraft trainieren. Darauf gehen wir in den folgenden Kapiteln noch genauer ein. Einige Möglichkeiten äußere Reize zu minimieren sind:

- Schalte zumindest während der Werbung den Fernseher aus; am besten guckst du gar kein Fernsehen mehr.
- Bitte deine Freunde und Kollegen, in deiner Gegenwart kein Fast Food und Süßigkeiten zu essen.
- Kaufe keine ungesunden Lebensmittel ein, um sie nicht auch noch zuhause ständig vor der Nase zu haben.
- Nimm dir genug Zeit für dein Frühstück, Mittag- und Abendessen, denn wenn du eine Mahlzeit ausfallen lässt, wird es schwerer äußeren Reizen zu widerstehen.
- Habe immer etwas Obst oder Gemüse als alternativen Snack dabei.

Außerdem ist Vorbereitung sehr wichtig, denn wenn du kein eigenes Essen dabei hast, hast du eigentlich keine Wahl und musst essen, was du findest. Je nachdem wie viel Zeit du hast, welche Restaurants oder Geschäfte in der Nähe sind, ob es eine Kantine gibt, usw. stehen die Chancen besser oder schlechter, dass du eine gesunde Mahlzeit findest. Natürlich kann man auch in der Kantine oder im Restaurant eine gesündere Wahl treffen. Eine Ofenkartoffel mit Gemüse oder einen großen Salat bekommt man fast überall. Wenn man jedoch nur den Fast-Food-Laden um die Ecke zur Auswahl hat oder alle Kollegen Pizza bestellen, sieht es schlecht aus. Manchmal reicht auch einfach die Zeit nicht. Man ist im Stress und sucht einen schnellen Snack, der etwas Energie liefert. Meist fällt die Wahl dann auf eine Kekspackung oder einen Schokoriegel. Dabei wäre es so einfach, eine Packung Studentenfutter in den Rucksack zu packen. Doch wenn man sie nicht dabei hat, kann man sie nicht nutzen. Vorbereitung ist also sehr wichtig. Und diese muss gar nicht kompliziert oder zeitaufwendig sein. Ein Salat lässt sich schnell zubereiten und in eine Tupperdose schütten. Viele Snacks muss man nicht einmal vorbereiten. Ideale Snacks zum Mitnehmen:

- Gemüse
- Nüsse
- (Trocken-)Obst
- Studentenfutter
- Vollkornsandwich

Wenn du also keine Zeit zum Vorkochen hast, nutze wenigstens gesunde Snacks.

Gewohnheit

Die meisten von uns kennen es: Zu einem Film im Kino gehört Popcorn, zu einem Fußballabend Bier und zu einem Besuch bei den Großeltern ein Kuchen. Diese Liste ließe sich endlos fortführen. Und wenn wir ehrlich sind, essen wir das Popcorn im Kino nicht, weil wir so hungrig sind, sondern weil wir uns dazu konditioniert haben. Wir haben das Erlebnis „Kino" mit dem Verzehr von Popcorn gekoppelt. Es gibt unheimlich viele dieser Konditionierungen, sowohl zu besonderen Anlässen als auch im Alltag. Erst wenn man sie erkannt hat, kann man sie abwenden.

Die Lösung: Es ist wichtig, dass erst gar keine Lücke in deinen neuen Verhaltensweisen entsteht. Wenn du also bereits weißt, dass du in bestimmten

Situationen, z.B. beim Fernsehen, immer etwas gegessen hast, dann solltest du diese Essgewohnheit nicht einfach weglassen, sondern nach einer Alternative suchen. Würdest du die Chips einfach weglassen, würde eine Lücke entstehen und da du nicht weißt, wie du sie füllen sollst, greifst du wieder zu Chips. Damit dies nicht passiert, könntest du etwas anderes auf den Tisch stellen, wie z.B. einen Obstteller. Sicherlich befriedigt dieser dein Verlangen nicht so sehr wie eine Tüte Chips, aber das gewohnte Verhalten beim Fernsehen etwas in den Mund zu stecken und zu kauen bleibt erhalten.

Emotionen

Viele Menschen essen auch aufgrund verschiedener Emotionen. Je nachdem aus welcher Emotion heraus gegessen wird, muss man eine andere Strategie anwenden, um mit der Emotion angemessen umzugehen. Wut muss schließlich anders bedient werden als Trauer.

Die Lösung: Um herauszufinden aufgrund welcher Emotion du dich ins Essen flüchtest, beobachte einfach welche Emotionen du beim Essen bzw. kurz davor hast. Fühlst du dich gestresst? Oder bist du wütend? Fühlst du dich einsam oder glücklich? Die Flucht ins Essen läuft meist unbewusst ab. Daher ist es unabdingbar, sich den Grund für dieses Verhalten erst einmal bewusst zu machen. Dafür kannst du ein emotionales Ernährungstagebuch führen. Schreibe dafür eine Woche lang alles auf was du isst. Hierbei ist es jedoch nicht nötig, deine Mahlzeiten abzuwiegen oder genau auszurechnen, wie viele Kalorien du gegessen hast. Damit du direkt damit beginnen kannst, habe ich dir das Ernährungsprotokoll für die nächsten 7 Tage eingefügt. Fülle dein emotionales Ernährungsprotokoll, ab jetzt, die nächsten 7 Tage aus.

Montag

Was habe ich gegessen?	**Wann habe ich gegessen?**	**Wo habe ich gegessen?**	**Mit wem habe ich gegessen?**	**Wie habe ich mich davor gefühlt?**	**Wie habe ich mich danach gefühlt?**
Beispiel Kleine Schale Müsli, handvoll Beeren	8:30 Uhr	zu Hause	mit Peter	hungrig und müde	satt und energie- geladen
1. Mahlzeit					
2. Mahlzeit					
3. Mahlzeit					
4. Mahlzeit					

Dienstag

	Was habe ich gegessen?	Wann habe ich gegessen?	Wo habe ich gegessen?	Mit wem habe ich gegessen?	Wie habe ich mich davor gefühlt?	Wie habe ich mich danach gefühlt?
1. Mahlzeit						
2. Mahlzeit						
3. Mahlzeit						
4. Mahlzeit						

Mittwoch

	Was habe ich gegessen?	Wann habe ich gegessen?	Wo habe ich gegessen?	Mit wem habe ich gegessen?	Wie habe ich mich davor gefühlt?	Wie habe ich mich danach gefühlt?
1. Mahlzeit						
2. Mahlzeit						
3. Mahlzeit						
4. Mahlzeit						

Donnerstag

	Was habe ich gegessen?	Wann habe ich gegessen?	Wo habe ich gegessen?	Mit wem habe ich gegessen?	Wie habe ich mich davor gefühlt?	Wie habe ich mich danach gefühlt?
1. Mahlzeit						
2. Mahlzeit						
3. Mahlzeit						
4. Mahlzeit						

Freitag

Was habe ich gegessen?	Wann habe ich gegessen?	Wo habe ich gegessen?	Mit wem habe ich gegessen?	Wie habe ich mich davor gefühlt?	Wie habe ich mich danach gefühlt?
1. Mahlzeit					
2. Mahlzeit					
3. Mahlzeit					
4. Mahlzeit					

Samstag

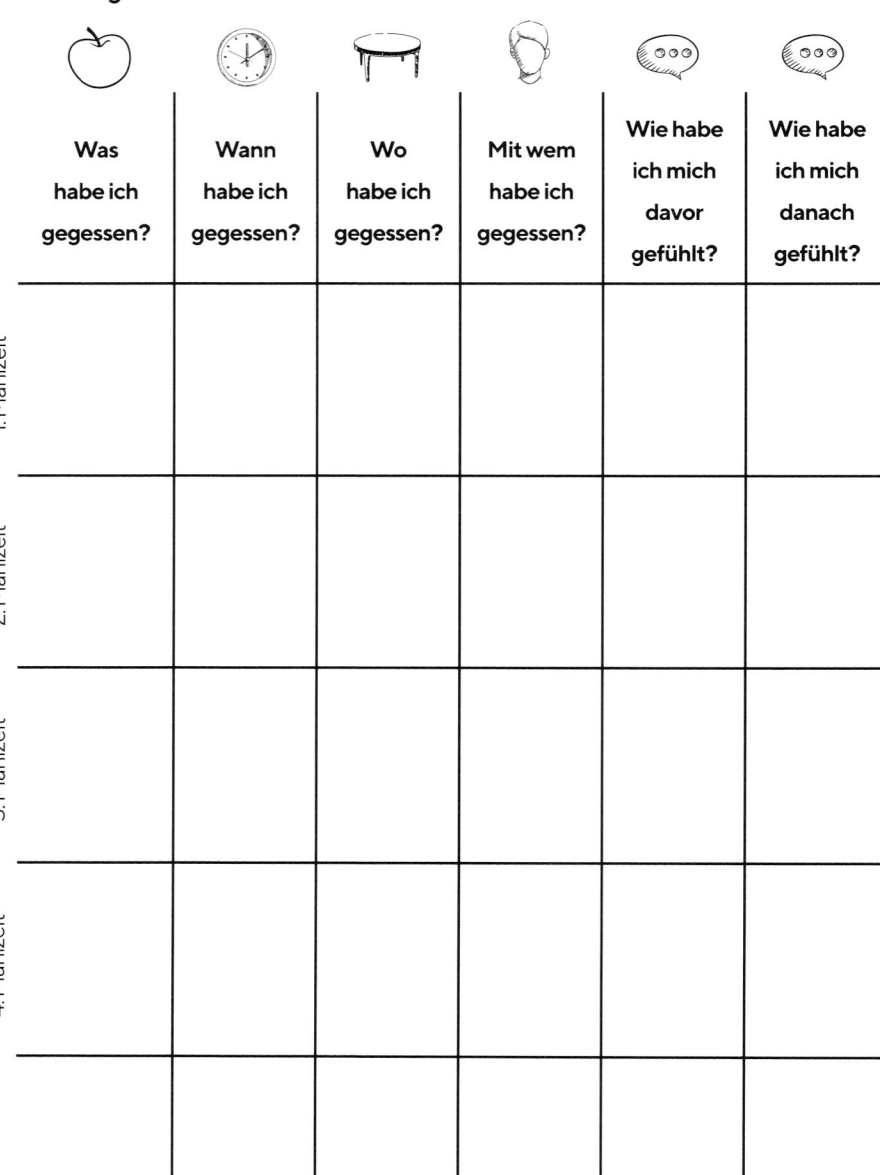

	Was habe ich gegessen?	Wann habe ich gegessen?	Wo habe ich gegessen?	Mit wem habe ich gegessen?	Wie habe ich mich davor gefühlt?	Wie habe ich mich danach gefühlt?
1. Mahlzeit						
2. Mahlzeit						
3. Mahlzeit						
4. Mahlzeit						

Sonntag

	Was habe ich gegessen?	Wann habe ich gegessen?	Wo habe ich gegessen?	Mit wem habe ich gegessen?	Wie habe ich mich davor gefühlt?	Wie habe ich mich danach gefühlt?
1. Mahlzeit						
2. Mahlzeit						
3. Mahlzeit						
4. Mahlzeit						

So wirst du sehr schnell erkennen, wann du besonders ungesunde Mahl-zeiten isst. Liegt es an einem bestimmten Kollegen, der dich immer mit zum Fast-Food-Restaurant nehmen will? Oder isst du immer Schokolade, wenn du abends alleine zuhause bist? Hast du dich vor ungesunden Mahlzeiten oft gestresst gefühlt?

Nun möchte ich dir einige Beispiele geben, was du zu deinem neuen „Schutzverhalten" machen kannst, solltest du bemerkt haben, dass du auf-grund von bestimmten Emotionen isst. In Zukunft wählst du in solchen Si-tuationen dann immer das jeweilige Schutzverhalten anstatt zu essen.

Emotion / Gefühl	Schutzverhalten
Einsamkeit und Trauer	Rufe eine Freundin an.
Langeweile	Gehe einem Hobby nach.
Stress	Gönne dir einen Spaziergang an der frischen Luft.
Wut	Gehe zum Sport.
Bedürfnis nach Belohnung	Gönne dir eine Massage oder einen Tag im Spa.

Wichtig ist, dass du immer das gleiche Schutzverhalten für eine bestimmte Situation bzw. Emotion nutzt. Wenn du erst alle deine Freundinnen anru-fen musst bis du eine findest, die Zeit für dich hat, wird es sehr schwer, die-se Alternative als effektives Schutzverhalten zu etablieren. Sprich also am besten vorher mit deiner Freundin und sage ihr, dass du sie anrufen wirst, sobald du merkst, dass du wegen Einsamkeit oder Trauer essen möchtest.

Das Gleiche gilt für das Hobby. Musst du erst überlegen was du machen sollst, ist die Wahrscheinlichkeit groß, dass du am Ende wieder beim Essen landest. Überlege dir also auch hier schon vorher, welchem Hobby du in dieser Situation nachgehen möchtest.

Bei einem Spaziergang hilft es sehr, ein festes Ziel zu haben, denn sonst wirkt er oft sinnlos. Dabei ist der Sinn ja eigentlich, einfach mal durchzuatmen und zu entspannen. Das fällt uns aber sehr schwer, wenn wir gerade angespannt sind. Daher kann es schon reichen, ein kleines Ziel für den Spaziergang festzulegen, wie einen Kaffee an der Ecke trinken zu gehen oder sich im Park in die Sonne zu setzen.

Meine Vorschläge für die verschiedenen Schutzverhalten sind natürlich nur Beispiele. Du kannst dir gerne deine eigene Tabelle erstellen, in der du aufschreibst, bei welcher Emotion du welches Verhalten nutzen möchtest.

SCHRITT 4: ÄNDERE DEIN FLUCHTVERHALTEN

Eine Diät zu machen ist leicht, wenn es lediglich darum geht das Ganze ein paar Wochen lang durchzuhalten. Leider führen diese kurzfristigen Diäten nie zu langfristigem Erfolg. Die eigene Ernährung dauerhaft umzustellen und nicht in alte Muster zu verfallen ist schwer und erfordert viel Disziplin. Bei den meisten Menschen verhält sich Disziplin wie ein Pendel. Es schwingt hoch und sie strotzen vor Motivation, bis es kurz darauf umschwingt und sie alles hinwerfen. Ich möchte aus deinem Pendel einen fahrenden Zug machen, dem du immer mehr Kohle ins Feuer wirfst, bis er unaufhaltsam ist!
Dafür musst du zunächst verstehen, warum es uns so schwer fällt auf Süßigkeiten und Co. zu verzichten. Der Mensch wird von zwei Polen beeinflusst: Er möchte Schmerz vermeiden und Freude erleben. Er tut also alles, um:

- akuten Schmerz zu vermeiden,
- akute Freude zu erleben,
- langfristigen Schmerz zu vermeiden,
- langfristige Freude zu erleben.

Und zwar genau in dieser Reihenfolge. Es ist also immer wichtiger, etwas Akutes zu erleben als etwas in der Zukunft. Und es ist wichtiger, Schmerz zu vermeiden als Freude zu erleben. Das macht auch Sinn, denn für den Urmenschen konnte akuter Schmerz bedeuten von einem Säbelzahntiger gefressen zu werden; langfristiger Schmerz eventuell an einer Krankheit zu sterben. Um länger zu überleben, war das akute Erlebnis also wichtiger. Auch dass es wichtiger ist Schmerz zu vermeiden macht evolutionär betrachtet Sinn, denn akute Freude zu erfahren konnte z.B. bedeuten sich zu paaren. Aber auch wenn der Urmensch sich einige Monate lang nicht paarte, starb er nicht. Durch den Biss des Säbelzahntigers aber womöglich schon. Schmerz zu vermeiden war also wichtiger als Freude zu erfahren.

Darum essen wir heutzutage lieber jetzt einen Kuchen (akute Freude), als uns Gedanken über die möglichen Folgen wie Übergewicht und Diabetes zu machen (langfristiger Schmerz).

Die Natur hat es extra so eingerichtet, dass der Verzehr von vielen Kalorien viel Freude bereitet. Noch stärker als diese akute Freude ist jedoch der Drang, akuten Schmerz zu vermeiden und auch dafür kann Essen genutzt werden, denn für manche Menschen ist Essen ein Fluchtverhalten. Dieses wird immer dann genutzt, wenn durch andere Umstände Schmerz erzeugt wird; z.B. wenn man einsam ist. Auch hierbei geht es nur darum, aus der schmerzvollen Situation herauszukommen und in eine Situation einzutauchen, die sich, zumindest kurzfristig, gut anfühlt. Doch wie kommt man aus diesem Fluchtverhalten raus? Hierfür gibt es zwei Möglichkeiten:

1. Ändere dein Fluchtverhalten

Ein Fluchtverhalten muss nichts Schlimmes sein. Man muss nur bemerken welches Verhalten man als Fluchtverhalten nutzt. Dann kann man ein Fluchtverhalten wählen, das entweder neutral ist oder sogar langfristig hilft. Man macht aus seinem Fluchtverhalten also ein Schutzverhalten. Viele Menschen flüchten sich ins Essen. Schließlich macht essen Spaß, man kann es selbst kontrollieren und so entscheiden, wie lange man neue Glücksgefühle durch neue Lebensmittel auslöst. Hier macht es Sinn, ein anderes Verhalten zu nutzen. Je nachdem aus welchem Grund man bisher gegessen hat, empfehlen sich unterschiedliche Alternativen. Dies wird im Kapitel „Analysiere dein Essverhalten" genauer erklärt.

2. Stelle dich der Angst

Die zweite Variante ist das Fluchtverhalten ganz aufzugeben und sich der Emotion zu stellen, vor der du davonläufst. Diese Variante ist wesentlich schwerer. Der Vorteil ist jedoch, dass man dabei lernt, negative Momente besser auszuhalten und damit umzugehen. Du kannst dir das ähnlich wie bei deinen Muskeln vorstellen. Spürst du nie eine Emotion, hast du keine hohe Toleranz dafür. Je öfter, stärker und länger du diese Emotion jedoch spürst, desto besser wirst du darin mit ihr umzugehen. Für den Anfang reicht es also, dein Fluchtverhalten zu verändern. Mit der Zeit kannst du die Emotion dann immer mal wieder gezielt zulassen und bewusst erleben, auch wenn sie sich in dem Moment nicht gut anfühlt.

Angriff statt Flucht

Im letzten Abschnitt ging es darum, dass wir uns oft in angenehme Situationen wie das Essen flüchten, um Schmerz zu vermeiden. Nun soll es darum gehen, wie wir es schaffen Schmerz in Kauf zu nehmen, um langfristig dauerhafte Erfüllung und Glück zu finden.

Krafttraining ist hierfür das beste Beispiel. Du gehst zum Training und hast anfangs keinen Spaß – im Gegenteil; du quälst dich durch. Doch was sind die Ergebnisse davon? Erstmal gar keine. Die ersten Wochen und Monate siehst du kaum eine Veränderung. Du gehst ins Fitnessstudio, schwitzt und strengst dich an, ohne sichtbare Erfolge. Doch nach einigen Monaten beginnst du die Veränderungen zu sehen. Du wirst stärker, deine Haut wird straffer, deine Figur bekommt schöne Rundungen. Diese unglaubliche Erfahrung machst du jedoch nur, wenn du es lange genug durchhältst durch den „Schmerz" zu gehen, um dich in der Zukunft an deinen hart erarbeiteten Erfolgen zu erfreuen.

Hierzu wurden in den Jahren 1968 – 1974 viele Experimente durchgeführt; das bekannteste ist das sogenannte „Marshmallow-Experiment".[70] Hier wurde Kindern im Alter von etwa 4 Jahren ein Marshmallow gegeben. Anschließend wurden sie für einige Minuten allein in einem Raum gelassen. Zuvor war ihnen erklärt worden, dass sie das Marshmallow gerne essen können, dann jedoch kein zweites bekommen. Wenn sie das Marshmallow nicht essen bis die Betreuerin zurück ist, bekommen sie zur Belohnung ein zweites. Spannend ist hierbei vor allem das Verhalten der Probanden viele Jahre später. Kinder, die standhaft bleiben konnten, zeigten auch im späteren Leben mehr Selbstbeherrschung in frustrierenden Situationen, konnten Versuchungen besser widerstehen, waren intelligenter und konnten sich besser konzentrieren ohne abgelenkt zu werden. Wenn man also bereits in simplen Situationen lernt, standhaft zu bleiben und akuten Schmerz auszuhalten, überträgt sich diese Fähigkeit auch auf andere Bereiche des Lebens. Wenn es dir also schwer fällt, sofort große Veränderungen vorzunehmen, beginne zunächst mit den kleinen. Eine sehr einfache Möglichkeit ist z.B. jeden Morgen kalt zu duschen. Es dauert nicht lange, ist jedoch sehr effektiv, denn man lernt akuten „Schmerz" auszuhalten, um langfristige Freude zu erleben. Zusätzlich hat kaltes Duschen aber noch weitere positive Effekte. Natürlich sorgt es dafür, dass du einfach schneller wach wirst. Wer also morgens kalt duscht, kommt schneller in Gang. Es stärkt aber auch das Immunsystem. In einer Studie hatten die Teilnehmer durch regelmäßige Heiß-Kalt-Duschen 29 % weniger Erkältungen.[71] Positive Effekte von kaltem Duschen:

- Schult durch kurzfristigen Schmerz zu gehen, um langfristig davon zu profitieren.
- Macht wach und energetisch.
- Stärkt das Immunsystem.

Leider verleitet unsere Gesellschaft uns heutzutage meist zum genauen Gegenteil. Wir befriedigen jedes Bedürfnis mit einem Knopfdruck und verlernen dabei, für Erfolg zu arbeiten. Im Englischen wird das „instant gratification", also sofortige Befriedigung, genannt. Um Bestätigung zu erhalten, poste ich mein Mittagessen auf Instagram, bei Langeweile scrolle ich durch die Facebook-Timeline und wenn ich Nähe möchte, swipe ich auf einer Flirt-Plattform nach rechts. Alles ohne dafür viel Zeit oder Energie zu investieren.

Ich empfehle dir, diese Verhaltensweise abzulegen und dein Internet- und Social-Media-Verhalten kritisch zu beobachten. Denn es überträgt sich unbewusst auch in andere Bereiche deines Lebens. Wenn du jedoch neue Gewohnheiten, wie das kalte Duschen, einbaust, wird es dir auch bald leichter fallen zum Training zu gehen, anstatt auf der Couch liegen zu bleiben. Mach dir also bewusst, dass dir schnelle Befriedigungen in der Zukunft nichts bringen. Wenn du heute einen Film guckst, Süßigkeiten isst oder den halben Tag bei Facebook verbringst, bringt dir das morgen nichts mehr. Wenn du jedoch zum Sport gehst, wirst du von Tag zu Tag fitter, von Tag zu Tag gesünder, usw. Du häufst mehr Wissen an und verbesserst dich stetig. Jede Tätigkeit, in der du Wissen und Erfahrung anhäufst oder eine Fähigkeit ausbaust, bringt dich langfristig voran und erzeugt nicht nur kurzfristig Spaß.

Du hast ja bereits aufgeschrieben, was für eine Person du momentan bist und was für eine Person du gerne wärst. Überlege nun also, welches Wissen und welche Fähigkeiten du brauchst, um eben diese Person zu werden. So weißt du genau, was du Stück für Stück in dein Leben integrieren solltest. Beginne mit den kleinen Tätigkeiten, vielleicht nur ein paar Minuten am Tag. Mit der Zeit konzentrierst du dich immer mehr darauf und nimmst

neue Gewohnheiten hinzu, bis du zu 80 % produktiven Tätigkeiten nach-
gehst und nur noch zu 20 % solchen, die lediglich schnelle Freude bringen.
Du musst gar nicht auf 100 % kommen. Der Mensch ist schließlich keine
Maschine und braucht auch Ruhephasen. Nachfolgend nenne ich einige
Beispiele für die Art von Verhalten, die du einschränken solltest und welchen Tätigkeiten du mehr Zeit widmen könntest. Verhaltensweisen, die du
einschränken solltest, sind zum Beispiel:

- Alkohol trinken
- auf Partys gehen
- auf Social-Media-Plattformen aktiv sein
- Computer spielen
- essen, wenn kein Hunger vorhanden ist
- rauchen
- TV, Filme und Serien gucken

Tätigkeiten, denen du mehr Zeit schenken solltest:

- anderen Menschen helfen
- ein Instrument lernen
- eine Fremdsprache lernen
- Fachbücher lesen
- dich gesund ernähren
- Meditation
- zum Sport gehen

SCHRITT 5: DENKE POSITIV

Du brauchst immer dann Willenskraft, wenn es darum geht unerwünschte
Verhaltensweisen, Gewohnheiten oder Emotionen zu überwinden. Beim
Abnehmen ist die Willenskraft also ein elementarer Schlüsselfaktor. Unse-

re Emotionen steuern hierbei oft unser Handeln. Welche Emotionen wir spüren ist wiederum von unseren Gedanken abhängig. So kann ein und dasselbe Verhalten, je nachdem welche Gedanken wir hinzudichten, für Freude oder Wut sorgen. Um dies zu veranschaulichen, möchte ich dir ein Beispiel geben:

Ablauf	Variante 1	Variante 2
Die Situation	Du bekommst deine Lieblingsschokolade geschenkt.	Du bekommst deine Lieblingsschokolade geschenkt.
Deine Gedanken	„Wie lieb von der Person, dass sie sich daran erinnert, was meine Lieblingsschokolade ist."	„Warum schenkt sie mir Schokolade, wo sie doch genau weiß, dass ich abnehmen möchte und keine Schokolade essen darf?!"
Deine Gefühle	Freude, Wertschätzung	Wut, Gefühl nicht ernst genommen zu werden
Deine Handlung	Du bedankst dich.	Du schimpfst.

Die Reihenfolge, in der unser Umgang mit einer Situation bestimmt wird, ist also:

- Denken
- Fühlen
- Handeln

Um deine Handlungen zu beeinflussen, musst du also deine Art zu denken beeinflussen. So wirst du willensstärker, ohne immer gegen deine Handlungen ankämpfen zu müssen.

Hierfür habe ich drei Schritte entwickelt:

- Übernimm Verantwortung
- Richte dich neu aus
- Setze es um

Übernimm Verantwortung

Du solltest für alles, was in deinem Leben geschieht Verantwortung übernehmen. Denn wer die Verantwortung abgibt, gibt auch die Macht ab
etwas zu verändern. Natürlich kannst du nicht alles in deinem Leben beeinflussen. Es liegt nicht in deiner Macht, ob es heute regnet oder nicht.
Es liegt aber sehr wohl in deiner Macht, wie du damit umgehst und was du
dabei fühlst. Auch hier möchte ich dir wieder ein Beispiel geben.

Ablauf	Variante 1	Variante 2
Die Situation	Du möchtest eine Radtour machen, aber es regnet.	Du möchtest eine Radtour machen, aber es regnet.
Deine Gedanken	„So ein Mist, die Radtour fällt aus."	„Auch gut, dann habe ich endlich mal wieder Zeit, um meinen Roman weiter zu lesen."
Deine Gefühle	Wut, Enttäuschung	Freude
Deine Handlung	Du bist schlecht gelaunt und den ganzen Tag über unproduktiv.	Du bist gut gelaunt und gehst anderen Hobbys nach.

Auch wenn du den Umstand an sich nicht verändern kannst, kannst du immer deine Sicht darauf verändern. Dies wird maßgeblich beeinflussen, wie du dich fühlst und wie du handelst. Genau wie einen Muskel, kannst du auch deine Gedanken trainieren. Wir erzählen uns selbst zu jeder Situation eine Geschichte in unserem Kopf; du musst nur lernen, dir die richtigen Geschichten zu erzählen. Damit du dir diese neuen Gedanken aber auch selbst glaubst und der ganze Prozess wirklich funktioniert, ist es wichtig, ein starkes Selbstbewusstsein zu haben. In manchen Situationen schaffen wir es jedoch einfach nicht, neue Gedanken zu kreieren, da wir tief verankerte Glaubenssätze in uns tragen. Diese halten uns davon ab, die neuen Gedanken zu akzeptieren. In den nächsten Kapiteln werde ich sowohl auf das Selbstbewusstsein, als auch auf die Glaubenssätze genauer eingehen.

Wenn du deine Gewichtsreduktion durchhalten und dein Wunschgewicht langfristig halten willst, musst du also Verantwortung für dein Handeln übernehmen und deine Gedanken so verändern, dass deine Gefühle positiv und deine Handlungen konstruktiv sind. Achte auch hierbei wieder auf das Warum. Oft reden wir uns selbst ein „Ich muss jetzt einfach etwas Süßes essen, weil ..." Nimm das „weil" genau unter die Lupe und frage dich, ob die Geschichte, die du dir hier erzählst, wirklich der Wahrheit entspricht und konstruktiv ist. Wenn nicht, ändere die Geschichte.

Richte dich neu aus

Wir haben nun also schon entdeckt, dass wir uns zu allem selbst eine Geschichte erzählen und dass wir diese verändern können. Nun geht es darum, wie genau du diese Geschichten umschreiben kannst. Meist hast du bereits zwei konträre Gedanken im Kopf. Ein Beispiel: „Ich habe Lust auf Schokolade." und gleichzeitig „Eigentlich sollte ich keine Süßigkeiten essen."
Wir müssen also das Verlangen reduzieren und das Bewusstsein darüber, was dem Erreichen deiner Ziele zuträglich ist, stärken. Das funktioniert, indem du dir bewusst machst, welche negativen Effekte Süßigkeiten, Fast

Food und Co. mit sich bringen und welche Vorteile dagegen eine gesunde Ernährung hat. Genau diese Punkte solltest du ja zu Beginn aufschreiben. Und eben diese Notizen kannst du nun nutzen, um neue Geschichten zu kreieren, die für dich persönlich besonders stark und überzeugend sind. Auch hier möchte ich erneut ein Beispiel anführen:

Ablauf	Variante 1	Variante 2
Die Situation	Du hast Lust auf Schokolade.	Du hast Lust auf Schokolade.
Deine Gedanken	„Verzicht ist so schwer. Abnehmen macht keinen Spaß."	„Verzicht ist echt schwer, aber mit jeder Tafel Schokolade, die ich nicht esse, komme ich meinem Traum einen Schritt näher."
Deine Gefühle	Unmotiviertheit, Schwäche, Leid	Motiviertheit, Stärke, Vorfreude
Deine Handlung	Du isst die Tafel Schokolade.	Du machst dir stattdessen einen frischen Salat.

Nun möchte ich dir noch weitere Ansätze mitgeben, wie du Geschichten in deinem Kopf überschreiben kannst. Du kannst das Ganze z.B. auf die Wissenschaft herunterbrechen. Wenn du Heißhunger hast, kannst du dir bewusst machen, dass es nur Hormone und chemische Prozesse in deinem Körper sind, die dich gerade beeinflussen und dass die Lust auf ungesundes Essen vorbei geht, sobald die Hormone wieder abgeklungen sind. Außerdem kann es helfen an deinen Perfektionismus und Ehrgeiz zu appellieren. Wenn du dir also ein bestimmtes Ziel gesetzt hast, mache dir bewusst, dass du es dir selbst schuldig bist, dich an dein Wort zu halten. Noch effektiver ist es oft, wenn du es einem anderen Menschen versprochen hast, z.B. deinem Partner oder einem guten Freund. Zusammenfassung der Maßnahmen zur Kreation neuer Geschichten:

- Halte dir dein persönliches Ziel vor Augen.
- Denke an die negativen Effekte.
- Sieh es wissenschaftlich.
- Appelliere an deinen Perfektionismus.

Setze es um

Als letzten Schritt musst du das Ganze natürlich noch in die Tat umsetzen, denn sonst bringt auch die beste Planung nichts. Du hast nun verstanden, dass du dir selbst Geschichten erzählst, warum du das Abnehmen abbrechen musst und du hast diese alten Geschichten durch neue, motivierende Geschichten ersetzt. Du sitzt also vor der Tafel Schokolade und hast es geschafft, sie nicht zu öffnen. Und jetzt? Nun sitzt du da, starrst die Schokolade an und weißt nicht weiter. Darum ist es enorm wichtig, direkt ein alternatives Verhalten zu etablieren. Du kannst dein zuvor erarbeitetes Schutzverhalten nutzen oder sogar ein völlig neues Verhalten entwickeln, was dich auf lange Sicht noch näher an dein Ziel bringt. Gehe den kompletten Prozess jetzt noch einmal im Kopf durch:

1. Überlege, in welcher Situation Verlangen entstehen könnte.
2. Überlege, welche Geschichte du dir in dieser Situation erzählst, weshalb du diesem Verlangen jetzt nachgeben musst.
3. Überlege, mit welcher neuen Geschichte du die alte überschreiben kannst.
4. Wie würdest du dich dann fühlen?
5. In welche Handlung würdest du deshalb übergehen?

SCHRITT 6: SEI SELBSTBEWUSST

Wir benutzen den Begriff „Selbstbewusstsein" meist dafür, von sich selbst und seinen Fähigkeiten sehr überzeugt zu sein. Aber wenn man das Wort einmal auseinandernimmt, bedeutet Selbstbewusstsein eigentlich nur, sich seiner selbst bewusst zu sein. Es ist also genau dieser Prozess, herauszufinden wie du selbst handelst und warum, der dich eigentlich selbstbewusst werden lässt. Bewusstsein bedeutet ja schlicht und ergreifend etwas zu bemerken oder zu beobachten. Beim Selbstbewusstsein ist die entscheidende Frage, was unser Verstand alles bemerken kann. Dies sind zum einen Sinnesreize von der Außenwelt, also alles was wir sehen, schmecken, fühlen, hören und riechen. Aber auch die Geschichten, die von unserem Unterbewusstsein erzeugt werden. Und je weniger davon unbewusst abläuft, desto besser können wir kontrollieren, wie wir darauf reagieren.

Du kannst versuchen, die Reize von außen einzudämmen. Komplett abschalten kann man sie jedoch nicht. Bei deiner Innenwelt wird es noch schwerer. Ich möchte, dass du nun an dein Lieblingsessen denkst: Was würdest du jetzt richtig gerne essen? Vielleicht hast du an einen Burger gedacht oder an Schokolade. Die Frage ist nun: Wie viel Kontrolle hattest du darüber, was vor deinem inneren Auge aufgetaucht ist? Eigentlich gar keine. Da du nicht immer ändern kannst, was in deinem Verstand auftaucht, musst du auch hier ändern, wie du damit umgehst. Und dabei ist Bewusstsein sehr wichtig. Ansonsten agierst du wie auf Autopilot und folgst nur den äußeren Reizen.

Es gibt also die äußere Welt, die Reize aussendet und unsere innere Welt, die die Bilder in unserem Kopf dazu erzeugt. Diese beiden Welten haben in der Mitte eine Schnittstelle. Genau das ist der Ort, an dem wir unsere persönlichen Geschichten, je nach unseren Erfahrungen und Erlebnissen, dazu dichten. Und genau dort müssen wir eingreifen.

Hierbei helfen gute Vorsätze oder aktives Selbstbewusstseinstraining, wie z.B. Meditation. Wenn du weißt, dass dich der Heißhunger immer zu bestimmten Zeiten überkommt, nimm dir vor, genau in diesen Momenten bewusst zu sein. Wenn du z.B. nach einem stressigen Arbeitstag immer zuerst an dein Süßigkeitenfach gehst, solltest du in einem bewussten Zustand sein, bevor du die Süßigkeiten in die Hand nimmst. Kopple deinen Vorsatz bewusst zu sein dazu an eine Handlung oder ein Geräusch, z.B. an das Aufschließen deiner Wohnungstür. Nachdem du dir bei dieser Handlung ein paar Mal aktiv gesagt hast, dass du nun bewusst in die Wohnung trittst und nicht auf Autopilot läufst, verankert sich das Ganze. Wenn dir dies zu Beginn noch schwer fällt, kannst du dir die ersten Male auch einen Zettel neben deine Schlüsselschale im Flur legen, auf dem „bewusst sein" steht.

Außerdem gibt es innere Anker, die du setzen kannst. Diese sind zwar noch effektiver, aber auch noch schwerer zu nutzen. Du könntest beispielsweise ein bestimmtes Verhalten an das Gefühl der Einsamkeit koppeln. Immer wenn du dich dann einsam fühlst, wirst du dir dessen sehr bewusst und realisierst die Geschichten, die du dir gerade erzählst. Überlege also, in welchen Situationen du am häufigsten scheitern wirst und wo du dir dabei einen Anker setzen kannst. So kannst du in diesen Situationen bewusst sein und bemerken, wenn du dir selbst negative Geschichten erzählst.

Anker setzen:

1. Überlege dir, an welches Verhalten, Geräusch, Gefühl, usw. du einen Anker setzen möchtest.
2. Spiele diese Situation in Gedanken durch, bevor sie eintritt.
3. Sei beim nächsten Mal bewusst in dieser Situation und denke aktiv an dein neues Vorhaben.

Von da an reicht der Auslöser (z.B. das Geräusch, wenn der Schlüssel auf den Tisch gelegt wird), um dich zu triggern und dich bewusst und aufmerksam werden zu lassen.

Meditation

Man kann sein Bewusstsein auch aktiv trainieren. Ideal dafür ist Meditation. Die simpelste Form der Meditation geht wie folgt:

1. Setze dich an einen ruhigen Ort.
2. Nutze ruhige Musik oder komplette Stille.
3. Schließe die Augen.
4. Denke an nichts.

Das mag zunächst sehr einfach klingen, aber an nichts zu denken fällt den meisten Menschen heutzutage sehr schwer. Wir sind es gewohnt, permanent äußere Reize zu konsumieren und in unserem Kopf im ständigen Dialog mit uns selbst zu stehen. Zu Beginn kannst du mit drei Minuten Meditation anfangen. Du versuchst also drei Minuten lang einfach nur dazusitzen und an nichts zu denken. Du kannst dabei auch auf deine Atmung achten, also bewusst spüren wie du Luft in deine Lungen saugst und wieder rausbläst. Wahrscheinlich kommen dennoch zwischendurch Gedanken in dir auf. Wehre dich nicht gegen sie, sondern nimm sie an, aber sage dir dabei „Ich kann diesen Gedanken auch noch später denken." Schiebe ihn vor deinem inneren Auge zur Seite und denke wieder an nichts.

Drei Minuten werden dir sehr lang vorkommen. Ich persönlich hatte immer wieder den Drang auf die Uhr zu gucken, da ich dachte, dass drei Minuten doch längst vorbei sein müssten. Mir hat es darum geholfen, einen Timer zu stellen. So wusste ich, dass ich mir keine Gedanken um die Zeit machen musste, da der Timer mir Bescheid gibt, wenn die Zeit abgelaufen ist.

So solltest du jeden Tag meditieren; am besten abends, kurz vor dem Schlafen. Das hilft, den Stress von der Arbeit abzulegen und die Erlebnisse des Tages zu verarbeiten. Anschließend wirst du auch besser einschlafen können. Mit der Zeit kannst du jeden Tag eine Minute länger meditieren, bis du bei 10 - 15 Minuten angekommen bist. Meditation hilft uns jedoch nicht nur dabei bewusster zu werden, sondern fördert auch die Kreativität, die Effektivität und baut Stress ab.[72] [73]

SCHRITT 7: KONTROLLIERE DEINE GLAUBENSSÄTZE

Glaubenssätze sind tief verankerte Überzeugungen, die wir über die Welt oder uns selbst haben. Diese halten wir für die endgültige Realität, auch wenn sie das nicht immer sind, und sie beeinflussen unser Handeln sehr stark. Ganz nach dem Zitat von Henry Ford: „Ob du denkst, du kannst es oder ob du denkst, du kannst es nicht, du wirst auf jeden Fall recht behalten."

Unsere Glaubenssätze sitzen tief verwurzelt in unserem Unterbewusstsein. Oft entstehen sie durch schlechte Kindheitserfahrungen oder prägende Aussagen unserer Eltern und Mitmenschen. Glaubenssätze sollen uns eigentlich vor Schmerz bewahren, tatsächlich schränken sie uns aber häufig ein, machen uns unglücklich und erzeugen dadurch sogar noch mehr Schmerzen. Durch Glaubenssätze bekommen wir vor vielen Sachen sogar Angst.

Zunächst möchte ich betonen, dass Ängste nicht immer etwas Schlechtes sein müssen. Sie sollen dich schließlich vor Schmerzen bewahren. Das Problem dabei ist, dass wir heutzutage, durch tief in uns schlummernde Glaubenssätze, Ängste entwickeln, die nicht rational sind und nichts mit einer tatsächlichen Gefahrensituation zu tun haben. Genau diese Ängste halten uns jedoch meist davon ab, uns wirklich weiter zu entwickeln, uns an unsere Ziele zu halten und glücklich zu leben.

Fast jeder Mensch hat zwei dieser Ängste tief in sich verankert, nämlich:

- Die Angst vor der eigenen Minderwertigkeit
- Die Angst vor Ablehnung

Wie stark diese Ängste in dir ausgeprägt sind und vor allem wie du mit ihnen umgehst, liegt jedoch in deiner Hand. Die Angst vor der eigenen Minderwertigkeit begründet sich immer auch auf den Glaubenssatz nicht gut genug zu sein. Leider wird vielen Menschen genau das schon seit dem Kindesalter vermittelt. Diese Angst ist auch eng verwoben mit der Angst vor Ablehnung, denn wenn ich für etwas nicht gut genug bin und die an mich gestellten Ansprüche nicht erfülle, werde ich ausgegrenzt und abgelehnt. Ablehnung kann sich auch in Form von Spott, Kritik, nicht ernst genommen werden, usw. zeigen. Häufig zeigt sie sich auch in fehlender Unterstützung. Ich höre sehr oft Sätze wie „Du schaffst das nicht.", „Das macht keinen Sinn.", „So geht das nicht.", usw. Es sind oft Sätze, die nur beiläufig fallen, aber eine große Wirkung haben und unsere innere Angst weiter schüren.

Alle Ängste lassen sich auf diese beiden Grundängste zurückführen. Damit meine ich natürlich nicht das mulmige Gefühl, das du vielleicht verspürst, wenn du nachts durch eine verlassene Straße gehst. Sondern das Gefühl, wenn du dich nicht traust, entgegen der Meinung deiner Freunde, einen neuen Weg einzuschlagen oder deinen Chef nach einer Gehaltserhöhung zu fragen. Diese Ängste sind normal, denn der Mensch ist ein soziales Wesen. Genau deshalb fürchtet er sich so sehr vor Ausgrenzung, Spott und Hohn. Wir werden diese Ängste jedoch nie los, solange wir uns daran klammern, was andere von uns denken; solange wir uns minderwertig fühlen, wenn andere Menschen schlecht von uns denken. Du kannst diese Ängste jedoch ablegen, wenn du die folgenden vier Punkte wirklich verinnerlichst:

- Löse dich von der Überzeugung, dass dein Selbstwert davon abhängt, was andere von dir denken.
- Mache dir bewusst, dass du einzigartig bist; mit all deinen Stärken und all deinen Schwächen.
- Unterlasse es, dich mit anderen Menschen zu vergleichen.
- Gestehe dir ein, dass du im Leben nur eine einzige Person glücklich machen musst und zwar dich selbst.

Diese vier Punkte wirst du aber nur dann verinnerlichen können, wenn du zuvor einen Glaubenssatz tief in dir verankerst:

„Ich nehme mich zu 100 % so an wie ich bin."

Keine Sorge, das alles muss natürlich nicht von heute auf morgen tief in dir verankert sein. So wie deine Ängste mit der Zeit unterbewusst geschürt wurden, wird auch dieser neue, positive Glaubenssatz langsam an Stärke gewinnen und sich manifestieren. Und selbst wenn sie nie vollständig verschwindet, so wird die Stimme der Angst immer leiser und wird dich schon bald nicht mehr davon abhalten, dein Ding im Leben durchzuziehen. Egal, ob es darum geht abzunehmen oder andere Herausforderungen zu wagen.

Das Ziel ist also nicht, nie wieder Angst zu haben, sondern die Angst auf ein sinnvolles Maß zu reduzieren und anschließend, trotz Angst, zu handeln. Wenn du übergewichtig bist, geht es auch nicht darum, diesen Zustand so lange schön zu reden bis du ihn akzeptierst. Übergewicht bringt schließlich ein erhöhtes Risiko für viele Zivilisationskrankheiten mit sich. Es geht schlichtweg darum, deinen Selbstwert nicht von deinem Äußeren abhängig zu machen.

Da Glaubenssätze unbewusst übernommen werden, müssen wir zunächst deine negativen Glaubenssätze aufdecken.

Wenn du versuchst, deine Sicht auf eine Situation zu verändern, also die Geschichte, die du dir dazu erzählst umzuschreiben, und dabei merkst, dass du dir die neue Geschichte nicht glaubst, liegt hier wahrscheinlich ein Glaubenssatz verborgen. Dieser lässt dich so stark an der alten Geschichte festhalten, dass du die neue nicht annimmst. Um den Glaubenssatz aufzudecken, musst du eine Ebene tiefer gehen. Frage dich also, warum du dir diese Geschichte, diesen Glaubenssatz, erzählst.

Du denkst z.B., dass du das Abnehmen abbrechen musst, weil du sonst nicht mehr am sozialen Leben teilnehmen kannst. Nun bemerkst du, dass dies nur eine Geschichte ist, die du dir selbst erzählst. Aber entspricht sie der endgültigen Realität? Ich kenne viele Wettkampfsportler, die trotz strenger Diät denselben Kontakt zu Freunden und Familie aufrechterhalten. Die Geschichte „Ich kann, wenn ich abnehmen will, nicht am sozialen Leben teilnehmen." ist also keine endgültige Realität. Sie wird dich aber limitieren, wenn du sie dir zu oft erzählst. Du merkst nun also, dass du dir nur eine Geschichte erzählst, merkst aber auch, dass du nicht von ihr ablassen kannst; auch wenn ich dir andere Menschen als Beispiele genannt habe, bei denen es funktioniert. Wahrscheinlich, weil hier einer deiner negativen Glaubenssätze sitzt. Du erzählst dir also die nächste Geschichte, um diesen Glaubenssatz zu schützen. Bleiben wir bei meinem Beispiel: „Wettkampfsportler haben ein ganz anderes Ansehen. Bei denen hat die Familie Verständnis für eine Diät. In meinem Fall ist das etwas ganz anderes." Was du nun tun musst, ist den vorherigen Prozess zu wiederholen. Frage dich also erneut: Warum erzähle ich mir diese Geschichte und stimmt sie überhaupt?

Dann bemerkst du vielleicht, dass du mal einen Partner hattest, der es nicht mochte, wenn du auf Diät warst, weil ihr dadurch nicht mehr zusammen essen konntet. Die Folge war, dass ihr weniger Zeit zusammen verbracht habt. Ohne es zu merken, hat sich dadurch ein Glaubenssatz in dir entwickelt: „Wenn ich abnehme, entfernt sich mein Partner von mir."
Da du diesen Prozess nun erkannt hast, kannst du die Geschichte in deinem Kopf umschreiben: „Durch meine Gewichtsreduktion verbessere ich sogar den Kontakt zu meinem Partner, da ich mehr auf mein Essen achten muss und wir darum wieder öfter zusammen kochen werden." Eventuell kommt nun sogar die nächste Geschichte hoch, die einen anderen Glaubenssatz schützen soll. In diesem Fall wiederholst du den Prozess erneut und gehst so Ebene für Ebene tiefer in dein Unterbewusstsein; so lange, bis du die wahre Ursache gefunden hast.

Durch die neuen Geschichten wirst du dich nicht nur anders fühlen, du wirst auch anders handeln und dadurch neue, positive Erfahrungen machen. Diese bestärken deine neuen Geschichten, wodurch du dich noch besser fühlst, dein neues Handeln manifestierst und ein positiver Kreislauf entsteht, der den alten Glaubenssatz mit der Zeit überschreibt. Hier siehst du den Prozess noch einmal in einem Schritt-für-Schritt-Schema:

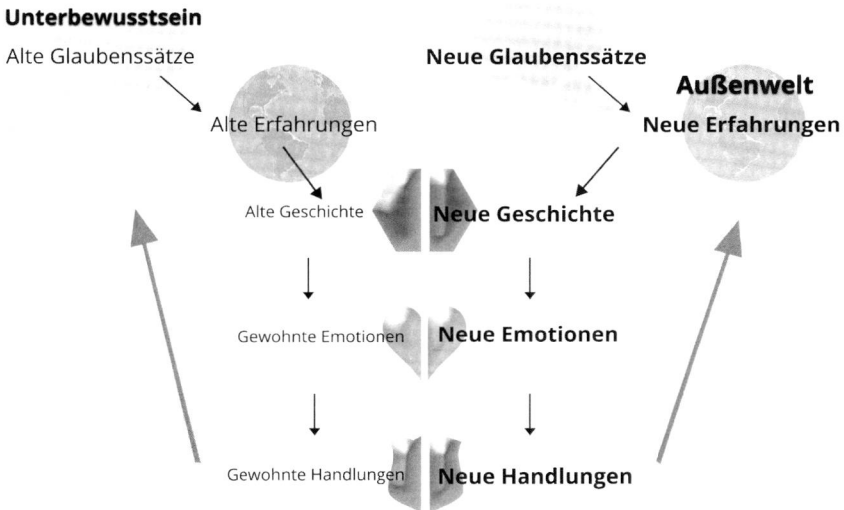

Keine Ausreden mehr

In diesem Abschnitt schauen wir uns die Glaubenssätze an, die wir Menschen am häufigsten in uns tragen. Wir reden uns selbst Geschichten ein, um uns vor akutem Schmerz zu schützen. Beobachte beim Lesen der nächsten Seiten also aufmerksam, ob du dich in einer der Ausreden wiedererkennst.

„Ich kann sowieso nicht abnehmen."

Die meisten Menschen, die denken „Ich kann nicht mit dem Essen aufhören." oder „Ich kann sowieso nicht abnehmen.", haben in der Regel schon sehr oft versucht abzunehmen und sind immer wieder gescheitert. Die vermeintlich logische Schlussfolgerung lautet: „Wenn ich es nach so vielen Ver-

suchen immer noch nicht geschafft habe, ist es wohl einfach nicht möglich."
Das stimmt natürlich nicht. Viele Menschen brauchten mehr als nur einen
Anlauf, um ihre gute Figur endlich dauerhaft zu halten. Auch in anderen Bereichen findet man dieses Phänomen. Das beste Beispiel ist Thomas Edison,
der über 1.000 Anläufe gebraucht hat, um die Glühbirne zu erfinden. Hätte
er sich nach dem fünften gescheiterten Versuch gedacht „Wenn ich es bis
jetzt nicht geschafft habe, ist es wohl nicht möglich.", würden wir jetzt womöglich immer noch im Dunkeln sitzen. Er selbst sagte sogar, er sei nicht ein
einziges Mal gescheitert, sondern dass er nun 1.000 Wege kenne, wie man
die Glühbirne nicht baut. Und das ist der entscheidende Punkt. Man darf
nicht immer wieder den gleichen Versuch unternehmen und ein anderes Ergebnis erwarten. Solange du also noch nicht jede mögliche Methode aus-
probiert hast, bist du noch nicht gescheitert. Selbst Profifußballer treffen nur
bei etwa vier von zehn Torschüssen. Sieh also jeden gescheiterten Versuch
wie eine verschossene Torchance. Mit jedem verschossenen Tor steigt sta-
tistisch gesehen die Wahrscheinlichkeit auf einen Treffer. Schieß also weiter
aufs Tor. Scheitern wirst du nur dann, wenn du aufhörst es zu versuchen.

„Eigentlich muss ich gar nicht abnehmen."

Wenn du dir selbst sagst, dass abnehmen schon gut wäre, du es aber eigentlich gar nicht wirklich willst, schau dir dein Warum noch einmal ganz genau
an. Was würde sich in deinem Leben verändern? Welche Auswirkung hat
dein aktuelles Gewicht und welche Auswirkungen hätte es abzunehmen?
Wenn du dir dein Warum und deine Antworten auf Seite 76 und Seite 77
anschaust, wird dir schnell klar werden, ob und wofür es sich lohnt.

„Ohne das leckere Essen fehlt mir etwas."

Natürlich brauchen wir Sauerstoff, Wasser und auch Nahrung, um zu
überleben. Aber wir brauchen kein Fast Food und auch keine Süßigkei-

ten. Diese sind reiner Genuss. Verzicht bedeutet jedoch nicht, dass ein großer Teil der Lebensfreude verschwinden muss. Ganz im Gegenteil: Man wird offen für neue Lebensmittel und Rezepte. Und das Beste ist, wenn man lange genug auf Geschmacksverstärker, raffinierten Zucker und hochverarbeitete Lebensmittel verzichtet hat, stellen sich auch die Geschmacksnerven um. Frische Lebensmittel schmecken wieder intensiver. Man verzichtet also nicht auf seine Lieblingsspeisen, sondern sucht sich lediglich neue.

„Wenn ich abnehme, verliere ich meine sozialen Kontakte."

Essen dient nicht nur der Nahrungsaufnahme, sondern hat häufig auch eine soziale Komponente. Man trifft sich mit Freunden zum Essen, verbringt seine Mittagspause mit den Kollegen oder zelebriert Geburtstage und Weihnachten mit einem Festmahl. Darum haben viele Menschen Angst, dass sie sozial ausgegrenzt werden, wenn sie an diesen Mahlzeiten nicht mehr teilnehmen können. Die gute Nachricht ist jedoch: Auch wenn man abnehmen möchte, kann man bei all diesen Feiertagen und Mahlzeiten dabei sein. Hierzu gibt es zwei Möglichkeiten. Die erste Option ist etwas anderes zu essen als die anderen. Man kann sich also sein eigenes Essen vorbereiten und mitbringen oder im Restaurant nur einen Salat bestellen. Die zweite Option ist genau das mit zu essen, was alle essen; selbst wenn es die fette Sahnetorte zum Geburtstag ist. Die wirklich großen Fressorgien, wie Geburtstage oder Weihnachten, kennt man ja schon lange im Voraus. Wenn man hier nicht verzichten möchte, arbeitet man bei dieser Option einfach präventiv. Man spart in den Wochen zuvor gezielt Kalorien ein, um an der geplanten Festivität ohne schlechtes Gewissen essen zu können. So könnte man z.B. im Dezember jeden Mittwoch nur einen Salat statt dem üblichen Mittagessen aus der Kantine essen. Die eingesparten Kalorien füllt man dann an den Weihnachtstagen wieder auf. Oder man geht im Dezember jeden Sonntag eine Stunde laufen. Wie du siehst, gibt es viele Möglichkeiten. Entscheidend ist dabei nur, bereits im Vorfeld die Kalorien eingespart zu haben.

„Wenn ich auf Essen verzichte, kann ich nicht glücklich sein."

Dies ist ein besonders wichtiger Glaubenssatz, denn wie soll ich eine Gewichtsreduktion durchhalten, wenn sie mich unglücklich macht. Hier ist es wichtig zu verstehen, dass wir nichts Materielles brauchen, um glücklich zu sein. Wir wollen nicht die Sache an sich, sondern das Gefühl, das dahinter steht. Würdest du dich immer schlecht fühlen, wenn du etwas Süßes isst, würdest du nichts Süßes mehr essen wollen. Es geht uns also eigentlich nicht darum Süßigkeiten zu essen, sondern um das gute Gefühl, das wir uns dadurch erhoffen. Das ist in allen Bereichen unseres Lebens so. Es geht uns nicht darum, viel Geld zu haben, sondern um das Gefühl, das wir damit verbinden, wie es wäre viel Geld zu haben. Also keine Sorgen mehr zu haben, neidische Blicke zu bekommen, völlig frei zu sein, nicht mehr für den ungeliebten Chef arbeiten zu müssen, usw. Heutzutage knüpfen wir unsere Gefühle jedoch oft an äußere Umstände, insbesondere an materielle Dinge. Genau das Gleiche machen wir mit Essen. Genuss oder ein schönes Ambiente beim Essen kann man jedoch auch ohne ungesunde Lebensmittel oder viele Kalorien haben. Schreibe darum jetzt auf, welche Gefühle du dir durch Essen erhoffst und wie du diese Gefühle auch ohne ungesunde Lebensmittel herbeiführen kannst.

Der letzte Schritt

Wir haben bereits die häufigsten Glaubenssätze besprochen. Es gibt jedoch einen Glaubenssatz, den ich noch erwähnen muss und dieser lautet: „Ich bin nicht gut genug." Diesen Glaubenssatz haben die meisten Menschen irgendwo sehr tief in sich vergraben. Wenn wir uns einmal fragen „Nicht gut genug für was überhaupt?", dann landen wir oft bei dem Glaubenssatz „Ich bin nicht gut genug für Liebe." Wir denken also, so wie wir aktuell sind, haben wir es nicht verdient geliebt zu werden. Oft bezieht sich das auch auf bestimmte Personen: „Wenn ich noch 5 Kilo abnehme, ist mein Vater stolz auf mich." oder „Wenn ich die Beförderung kriege, wird mein Partner mich endlich ernst nehmen.", usw. Dadurch trauen sich viele Menschen nicht mehr, überhaupt noch zu lieben. Denn wer liebt, ohne Liebe zurück zu bekommen, erfährt Schmerz. Statt sich also auf tiefgründige Gefühle einzulassen, konzentrieren sich viele auf schnelles Vergnügen, wie z.B. essen.

Bedingungslos lieben

Um wieder lieben zu können, sich selbst anzunehmen und auch von anderen Menschen Liebe zu spüren, muss man lernen bedingungslos zu lieben. Und die gute Nachricht ist: Bedingungslos zu lieben kann man sich aussuchen! Es ist deine Entscheidung, das Gefühl der Liebe nicht mehr von bestimmten Umständen abhängig zu machen.
Bedingungslos lieben heißt:

• sich selbst komplett hinzugeben.
• den anderen genau so anzunehmen wie er ist.

Heutzutage haben wir sehr viele, und nicht selten auch sehr hohe, Erwartungen an andere Menschen sowie an uns selbst. Dies bedeutet jedoch häufig, dass wir uns selbst oder andere Menschen nicht so annehmen wie sie sind. Wenn wir uns selbst nicht bedingungslos lieben und sehr viele Erwartungen an uns selbst haben, liegt dies meist daran, dass wir jemandem dadurch besser gefallen wollen. Eventuell sind es kleine Nebensätze wie „Du schaffst das nicht.", die uns das Gefühl geben, nicht gut genug zu sein und erst dann Anerkennung zu bekommen, wenn wir bestimmte Ziele erreicht haben. Vielleicht ist es auch ein versteckter Schrei nach Aufmerksamkeit oder Unterstützung. Wer bedingungslos liebt, muss diese Erwartungen jedoch ablegen. Das bedeutet nicht, dass bedingungslos zu lieben immer leicht ist. Es kann sogar bedeuten, dass sich andere Menschen von einem abwenden oder man jemanden liebt, der einen nicht zurück liebt. Und das ist schmerzhaft. Dennoch ist es den Schmerz wert. Ich habe oft davon gesprochen, alte Glaubenssätze mit neuen Geschichten zu überschreiben. Und nun möchte ich dir noch eine ganz einfache Geschichte mitgeben. Diese lautet:

„Ich bin hier."

Sie ist ein Appell daran, dich nicht von deinem Unterbewusstsein steuern zu lassen. Wenn du dich selbst annimmst und dir beistehst, kannst du jedem Verlangen widerstehen!

SCHRITT 8: LERNE MIT RÜCKFÄLLEN UMZUGEHEN

Ich wünsche dir, dass du abnimmst und zwar ohne große Fressattacken oder größere Ausrutscher. Aus Erfahrung schaffen es jedoch nur die Wenigsten ganz ohne Schummelmahlzeiten; und das ist auch okay. Wichtig ist nur, wie wir mit solchen Rückschritten umgehen. Hierbei sind mir zwei Punkte besonders wichtig:

1. Schmeiß nicht direkt alles hin

Viele Menschen haben eine „Ganz oder gar nicht"-Mentalität. Diese entsteht meist dann, wenn man sich ganz klare, unüberschreitbare Regeln setzt, also z.B. „Ich esse nie wieder Süßigkeiten." Wenn ich nun einmal ein einziges Stück Schokolade esse, denke ich direkt „Jetzt habe ich meine Regel eh schon gebrochen, jetzt ist es auch egal." Das stimmt aber natürlich nicht. Wie du in der ersten Hälfte des Buches bereits gelesen hast, ist die Kalorienbilanz die wichtigste Stellschraube, um abzunehmen. Und ob du ein Stück Schokolade (20 kcal) oder eine ganze Tafel Schokolade (500 kcal) isst, macht natürlich einen beträchtlichen Unterschied. Wir denken jedoch nur „Regel überschritten ist Regel überschritten, egal wie weit wir sie überschreiten."

Hieraus leiten sich zwei Grundsätze ab, die du beachten solltest: Du musst nicht alle Regeln zu 100 % befolgen, denke an die 80/20-Regel. Und wenn du mal schummelst, belasse es bei dem einen Mal und schummele nicht immer weiter oder sogar den kompletten Tag lang.

2. Lerne aus jedem Ausrutscher

Fehler zu machen ist ganz normal; immer wieder den gleichen Fehler zu machen ist jedoch nicht sehr schlau. Wenn du also gegen deine Richtlinien verstößt, ärgere dich nicht zu sehr, sondern lerne daraus. Hierfür analysierst du einfach, warum du den Ausrutscher hattest und stellst anschließend eine Strategie auf, wie du beim nächsten Mal in genau dieser Situation standhaft bleiben wirst. Mit jedem Ausrutscher reduziert sich dann die Wahrscheinlichkeit für einen weiteren. Wenn du also doch wieder zu Schokolade oder Fast Food gegriffen hast, frage dich selbst, ob äußere Reize, Gewohnheiten oder Emotionen der Grund dafür gewesen sein können und entwickle eine entsprechende Strategie.

SCHRITT 9: HOL DIR HILFE

Wie in jedem Lebensbereich, solltest du dir auch hier Hilfe holen, wenn du das Gefühl hast, es allein nicht zu schaffen. Sich Hilfe zu holen ist nichts Schlechtes und auch kein Zeichen von Schwäche. Wir gehen ja auch zum Arzt, um unsere Gesundheit zu optimieren; warum also nicht auch zu einem Ernährungsberater oder Personal Trainer. Im Endeffekt hast du diesen

Punkt ja bereits umgesetzt. Schließlich hältst du mein Buch in den Händen. Neben Experten kannst du dir aber auch Hilfe bei Freunden oder deiner Familie holen. Ich habe ja bereits erklärt, wie wichtig das richtige Umfeld ist. Freunde, die dich unterstützen und mit denen du offen reden kannst, können einen großen Unterschied machen. Man kann auch einen bestimmten Freund als Notfallkontakt und Schutzverhalten nutzen. Mit diesem kann man dann immer reden, wenn das Verlangen besonders groß ist oder man kurz davor ist aufzugeben.

Genauso wie Freunde uns aufbauen und unterstützen können, können sie uns aber auch verunsichern.

Viele kennen den Spruch „Du bist die Summe der fünf Menschen, mit denen du am meisten Zeit verbringst." Und das stimmt. Dein Umfeld prägt dich sehr stark und entscheidet mit darüber, wie schnell du dich weiter entwickelst oder ob du auf der Stelle trittst. Insbesondere, wenn sich dein Umfeld gar nicht entwickeln möchte. Entwicklung ist anstrengend und zwingt einen aus der gewohnten Komfortzone. Du musst dir bewusst machen, dass – so hart das jetzt klingt – auch deine Freunde und Familie dir deinen Erfolg nur bis zu einem gewissen Punkt gönnen und wünschen. Denn je mehr du dich entwickelst, desto mehr hältst du ihnen den Spiegel vor, dass sie es womöglich nicht tun. Sie haben dann genau zwei Optionen: Sie können sich ebenfalls weiterentwickeln, das kostet wie gesagt Energie, oder sie ziehen dich auf ihr Niveau zurück. Versteh mich bitte nicht falsch, diese Menschen machen das nicht bewusst, um dir zu schaden. Dieses Verhalten läuft komplett unterbewusst ab. Sie versuchen sich selbst zu schützen, ohne zu merken, was sie dir damit eigentlich antun. Häufig rät dir dein Umfeld also davon ab, deinen Weg zu gehen, da sie unbewusst Angst haben, dass du es schaffen könntest und dich so von ihnen weg entwickelst oder gar abwendest. Es gibt jedoch auch Menschen, die dir z.B. vom Abnehmen abraten, weil sie denken, dass du scheitern wirst und sie dir das Leid und den Frust ersparen wollen. Oder sie sind der Meinung, deine Gewichtsreduktion sei nicht gesund. Hier liegt es an dir zu entscheiden, von wem du Rat annimmst bzw.

wen du um Rat bittest. Das musste ich selbst auch erst schmerzlich lernen. Wir wurden so erzogen, dass wir unsere Eltern um Hilfe bitten, wenn wir etwas nicht können. Ich bin jedoch kein Kind mehr und habe mittlerweile in vielen Bereichen mehr Wissen und Erfahrung gesammelt als meine Eltern. Bleiben wir beim Beispiel der Gewichtsreduktion. Meine Mutter hat im Gegensatz zu mir weder Ernährungsberatung studiert, noch jemals eine Ernährungsumstellung gemacht. Warum sollte ich sie in diesem Bereich also um Rat fragen? Hinzu kommt, dass die meisten Menschen ihre tiefliegenden Ängste nicht reflektiert, geschweige denn abgelegt, haben, sodass sie vermutlich immer eher sehen, was auf dem Weg alles schiefgehen kann, anstatt zu sehen, was daraus entstehen könnte.

Ich habe jedoch auch andere Ernährungsberater und Leistungssportler in meinem Freundeskreis. Diese frage ich gerne um Rat, wenn es nötig ist, da ich weiß, dass sie das nötige Wissen und die Erfahrung haben. Ich habe also gelernt, nicht bei jedem Problem dieselben Menschen zu fragen, sondern mich immer an jene zu wenden, die in diesem Bereich Experten sind.

Die meisten Menschen aus deinem Umfeld warten jedoch nicht bis du sie fragst, um dir ihren Rat zu geben. Sobald sie erfahren, dass du etwas anders machst als sie selbst, etwas Neues wagst, ein Risiko eingehst oder einfach dein Ding durchziehst, sind sie der Meinung, dich belehren zu müssen. Überlege dir hier sehr gut, auf wessen Rat du Wert legst und welchen du lieber ignorierst.

Bedenke dabei immer Folgendes:

- Will die Person mich aufgrund ihrer eigenen Ängste unten halten?
- Hat die Person mehr Erfahrung und Wissen in dem Bereich als ich?

Solltest du die erste Frage mit Ja oder die zweite Frage mit Nein beantworten, solltest du keinen Wert auf den Ratschlag dieser Person legen und einfach dein Ding durchziehen. Vertraue dir selbst und deinen Fähigkeiten!

ZUSAMMENFASSUNG DER SCHRITT-FÜR-SCHRITT-ANLEITUNG

Ich möchte dir abschließend noch einmal eine Übersicht darüber geben, wie du mit deiner Ernährungsumstellung anfangen solltest:

Schritt 1: Dein Warum

Schritt 2: Deine Zielsetzung

Schritt 3: Analysiere dein Essverhalten

Schritt 4: Ändere dein Fluchtverhalten

Schritt 5: Denke positiv

Schritt 6: Sei selbstbewusst

Schritt 7: Kontrolliere deine Glaubenssätze

Schritt 8: Lerne mit Rückfällen umzugehen

Schritt 9: Hol dir Hilfe

Du hast jetzt alle wichtigen Punkte über die Ernährungsphysiologie und -psychologie gelesen. Nun musst du sie nur noch in deinem Alltag umsetzen. Nutze also den zuvor erläuterten Plan, um direkt loszulegen. Wenn es dir dennoch schwer fällt, deine Ernährung umzustellen, empfehle ich dir, zuerst neue, gesunde Lebensmittel in deine Ernährung zu integrieren, bevor du anfängst, bestimmte Lebensmittel komplett zu streichen. Es fällt immer leichter zusätzlich etwas Neues zu essen, als auf etwas Altes zu verzichten. Hierbei können schon kleine Veränderungen in deinem Alltag eine große Auswirkung haben.

WIE GEHT ES NACH DER GEWICHTSREDUKTION WEITER?

Da du keine kurzfristige Diät gemacht hast, musst du auch nach Erreichen deines Ziels nichts verändern. Die neuen Maßnahmen, die du in deinem Alltag während deiner Ernährungsumstellung vorgenommen hast, solltest du dauerhaft beibehalten. Dadurch kann es auch keinen Jo-Jo-Effekt geben. Achte also weiterhin auf die sechs Schritte der Stoffwechselbeschleunigung und berücksichtige die drei wichtigsten Tipps für eine gesunde Ernährung. Wenn du nicht weiter abnehmen möchtest, kannst du nun einfach mehr von den gesunden Lebensmitteln essen.

Hierbei solltest du dich auf das intuitive Essen konzentrieren. Diese Methode ist ideal, um zu lernen, auf die Signale des eigenen Körpers zu hören und eine gesunde Ernährung zu verfolgen, ohne sich dabei ständig unter Druck zu setzen.[74] Beim intuitiven Essen wird immer dann gegessen, wenn man Hunger hat. Es werden die Lebensmittel verzehrt, auf die man Lust hat und es wird so viel gegessen bis man satt ist. Dies ist an sich ein sehr gutes Konzept, hat jedoch eine klare Schwachstelle: unsere heutige Gesellschaft. Es ist schwer, auf die natürlichen Signale des Körpers zu hören, wenn wir ihm keine natürlichen Lebensmittel geben. Denn bei Sahnetorte und Chips setzt nicht nur die Sättigung aufgrund des geringen Volumens erst sehr spät ein, sie treiben uns auch dazu an, immer mehr zu essen. Kombinationen aus sehr viel Fett und sehr viel Zucker gibt es in der Natur schlichtweg nicht. Die industriell hergestellten Lebensmittel, die wir heute an jeder Ecke finden, haben jedoch so großen Einfluss auf unsere Geschmacksrezeptoren, dass sie unser natürliches Gefühl für Hunger und Sättigung überdecken können. Die Basis beim intuitiven Essen sollten daher unbedingt naturbelassene Lebensmittel sein. Zurück zu einem intuitiven Essverhalten zu finden kann eine ganze Weile dauern. Hier sollte man ehrlich mit sich selbst sein und das eigene Verhalten immer wieder reflektieren. So sollte z.B. nicht aus Gewohnheit oder aufgrund negativer Emotionen gegessen werden, sondern nur dann, wenn wirklich Hunger besteht. Genau das haben die meisten Menschen jedoch verlernt. Sie essen, weil eine bestimmte Uhrzeit ist oder weil sie vor dem Fernseher immer einen Snack knabbern; oder aus Frust, Einsamkeit, Wut, usw. Mit der Zeit entfernen sie sich so immer weiter von einem intuitiven Essverhalten.[75] Wenn man wieder mehr darauf vertraut, dass der eigene Körper einem signalisiert, was und wie viel gegessen werden soll, reduziert das die Gefahr für Essstörungen.[76]

Um wirklich bewusst zu essen, sollte man nicht abgelenkt sein, also kein Fernsehen schauen oder ähnliches. Nur so kann man die Signale des Körpers auch wahrnehmen. Viele Menschen essen weit über ihren Hunger hinaus, weil sie abgelenkt sind, so erzogen wurden, dass man immer aufessen muss oder das Essen schlicht und ergreifend lecker schmeckt. Wenn man zurück zu einem natürlichen Essverhalten finden möchte, sollte man diese Gewohnheiten jedoch ablegen. Das Hunger- und Sättigungsgefühl kann sich nur dann normalisieren, wenn man auch wieder darauf hört. Und das bedeutet eben mit dem Essen aufzuhören, wenn man satt ist und nicht erst, wenn der Teller leer ist. Übriggebliebene Reste müssen natürlich nicht weggeschmissen werden, sondern können in den nächsten Tagen verzehrt werden.

Wenn du deine Gewichtsreduktion erfolgreich beendet hast, solltest du aber viele dieser positiven Gewohnheiten schon automatisch in deinen Alltag übernommen haben.

Ich wünsche dir ganz viel Erfolg auf deinem Weg!

JASPER CAVEN

QUELLEN

1 Robert Koch-Institut. (2014). Studie DEGS1.

2 Heymsfield et al. (2007). Why Do Obese Patients Not Lose More Weight When Treated with Low-Calorie Diets? A Mechanistic Perspective.

3 Leibel et al. (1984). Diminished Energy Requirements in Reduced-Obese Patients.

4 Chaput et al. (2012). Obesity: A Disease or a Biological Adaptation? An Update.

5 Redman et al. (2009). Metabolic and Behavioral Compensations in Response to Caloric Restriction: Implications for the Maintenance of Weight Loss.

6 Martin et al. (1985). Effect of Calorie Restriction on the Free-Living Physical Activity Levels of Nonobese Humans: Results of Three.

7 King et al. (2007). Metabolic and Behavioral Compensatory Responses to Exercise Interventions: Barriers to Weight Loss.

8 Kempen et al. (1995). Energy Balance during an 8-Wk Energy-Restricted Diet with and without Exercise in Obese Women.

9 Thomas et al. (2012). Why do individuals not lose more weight from an exercise intervention at a defined dose? An energy balance analysis.

10 Doucet et al. (2001). Evidence for the Existence of Adaptive Thermogenesis during Weight Loss.

11 Shah et al. (1988). Lower Metabolic Rates of Post-Obese versus Lean Women: Thermogenesis, Basal Metabolic Rate and Genetics.

12 Heymsfield et al. (1989). Rate of Weight Loss during Underfeeding: Relation to Level of Physical Activity.

13 Goele et al. (2009). Influence of Changes in Body Composition and Adaptive Thermogenesis on the Difference between Measured and Predicted Weight Loss in Obese Women.

14 Collin et al. (2005). Potential Involvement of Mammalian and Avian Uncoupling Proteins in the Thermogenic Effect of Thyroid Hormones.

15 Mullur et al. (2014). Thyroid Hormone Regulation of Metabolism.

16 Tremblay & Chaput. (2009). Adaptive Reduction in Thermogenesis and Resistance to Lose Fat in Obese Men.

17 Rosenbaum et al. (2008). Long-Term Persistence of Adaptive Thermogenesis in Subjects Who Have Maintained a Reduced Body Weight.

18 Leibe et al. (1995). Changes in Energy Expenditure Resulting from Altered Body Weight.

19 Sanguanrungsirikul et al. (2001). Energy Expenditure and Physical Activity of Obese and Non-Obese Thai Children.

20 Wang et al. (2010). Effects of Catechin Enriched Green Tea on Body Composition.

21 Schwartz et al. (2012). Greater than Predicted Decrease in Resting Energy Expenditure and Weight Loss: Results from a Systematic Review.

22 Ainsworth et al. (2011). 2011 Compendium of Physical Activities: A Second Update of Codes and MET Values.

23 Foster et al. (1995). The Energy Cost of Walking before and after Significant Weight Loss.

24 Martin et al. (2005). Dietary protein intake and renal function.

25 Shams-White et al. (2017). Dietary protein and bone health: a systematic review and meta-analysis from the National Osteoporosis Foundation.

26 Bortolotti et al. (2011). Effects of a whey protein supplementation on intrahepatocellular lipids in obese female patients.

27 Pang et al. (2016). Green tea consumption and risk of cardiovascular and ischemic related diseases: A meta-analysis.

28 Peng et al. (2014). Effect of green tea consumption on blood pressure: A meta-analysis of 13 randomized controlled trials.

29 Iso et al. (2006). The Relationship between Green Tea and Total Caffeine Intake and Risk for Self-Reported Type 2 Diabetes among Japanese Adults.

30 Kurahashi et al. (2008). Green tea consumption and prostate cancer risk in Japanese men: a prospective study.

31 Sasazuki et al. (2004). Green tea consumption and subsequent risk of gastric cancer by subsite: the JPHC Study.

32 Nakachi et al. (1998). Influence of Drinking Green Tea on Breast Cancer Malignancy among Japanese Patients.

33 Inoue et al. (2001). Regular consumption of green tea and the risk of breast cancer recurrence: follow-up study from the Hospital-based Epidemiologic Research Program at Aichi Cancer Center (HERPACC), Japan.

34 Li et al. (2012). A Meta-Analysis of Tea Drinking and Risk of Parkinson's Disease.

35 Mandel et al. (2008). Simultaneous manipulation of multiple brain targets by green tea catechins: a potential neuroprotective strategy for Alzheimer and Parkinson diseases.

36 Dulloo et al. (2000). Green tea and thermogenesis: interactions between catechin-polyphenols, caffeine and sympathetic activity.

37 Westerterp-Plantenga et al. (2005). Body weight loss and weight maintenance in relation to habitual caffeine intake and green tea supplementation.

38 Boschmann & Thielecke. (2007). The effects of epigallocatechin-3-gallate on thermogenesis and fat oxidation in obese men: a pilot study.

39 Westerterp-Plantenga. (2010). Green tea catechins, caffeine and body-weight regulation.

40 Rains et al. (2011). Antiobesity effects of green tea catechins: a mechanistic review.

41 Auvichayapat et al. (2008). Effectiveness of green tea on weight reduction in obese Thais: A randomized, controlled trial.

42 Nagao et al. (2007). A green tea extract high in catechins reduces body fat and cardiovascular risks in humans.

43 Phung et al. (2010). Effect of green tea catechins with or without caffeine on anthropometric measures: a systematic review and meta-analysis.

44 Wang et al. (2010). Effects of catechin enriched green tea on body composition.

45 Ravussin et al. (1986). Determinants of 24-Hour Energy Expenditure in Man. Methods and Results Using a Respiratory Chamber.

46 Krotkiewski et al. (1977). Adipose Tissue Cellularity in Relation to Prognosis for Weight Reduction.

47 Salans et al. (1973). Studies of Human Adipose Tissue Adipose Cell Size and Number in Nonobese and Obese Patients.

48 MacLean et al. (2015). The role for adipose tissue in weight regain after weight loss.

49 Hirsch et al. (1970). Cellularity of Obese and Nonobese Human Adipose Tissue.

50 Giordano et al. (2014). White, Brown and Pink Adipocytes: The Extraordinary Plasticity of the Adipose Organ.

51 Cypess et al. (2010). Brown Fat as a Therapy for Obesity and Diabetes.

52 Chen et al. (2013). Brown Fat Activation Mediates Cold-Induced Thermogenesis in Adult Humans in Response to a Mild Decrease in Ambient Temperature.

53 Boeing et al. (2012). Stellungnahme: Gemüse und Obst in der Prävention ausgewählter chronischer Krankheiten.

54 Carmagnola et al. (2005). Mechanoreceptors of the Proximal Stomach and Perception of Gastric Distension.

55 Houpt. (1982). Gastrointestinal Factors in Hunger and Satiety.

56 Kojima et al. (1999). Ghrelin Is a Growth-Hormone-Releasing Acylated Peptide from Stomach.

57 Andrade et al. (2008). Eating Slowly Led to Decreases in Energy Intake within Meals in Healthy Women.

58 Robinson et al. (2014). A Systematic Review and Meta-Analysis Examining the Effect of Eating Rate on Energy Intake and Hunger.

59 Timmerman & Brown. (2012). The Effect of a Mindful Restaurant Eating Intervention on Weight Management in Women.

60 Food and Agriculture Organization of the United Nations. (2017). Crop Prospects and Food Situation.

61 Gerber & Steinfeld. (2013). Tackling climate change through livestock – A global assessment of emissions and mitigation opportunities.

62 Maxwell et al. (2016). Biodiversity: The ravages of guns, nets and bulldozes.

63 Nepstad et al. (2008). Interactions among Amazon Land Use, Forests and Climate: Prospects for a Near-Term Forest Tipping Point.

64 OECD. (2016). Antimicrobial resistance.

65 Vermeulen et al. (2012). Climate Change and Food Systems.

66 Melina et al. (2016). Position of the Academy of Nutrition and Dietetics: Vegetarian Diets.

67 Dinu et al. (2017). Vegetarian, vegan diets and multiple health outcomes: A systematic review with meta-analysis of observational studies.

68 Orlich et al. (2013). Vegetarian Dietary Patterns and Mortality in Adventist Health Study 2.

69 Orlich et al. (2014). Vegetarian diets in the Adventist Health Study 2: a review of initial published findings.

70 Shoda et al. (1990). Predicting adolescent cognitive and self-regulatory competencies from preschool delay of gratification: Identifying diagnostic conditions.

71 Buijze et al. (2016). The Effect of Cold Showering on Health and Work: A Randomized Controlled Trial.

72 Hoge et al. (2013). Randomized Controlled Trial of Mindfulness Meditation for Generalized Anxiety Disorder: Effects on Anxiety and Stress Reactivity.

73 Sharma. (2015). Meditation: Process and Effects.

74 Bacon et al. (2005). Size Acceptance and Intuitive Eating Improve Health for Obese, Female Chronic Dieters.

75 Camilleri et al. (2015). Cross-Cultural Validity of the Intuitive Eating Scale-2. Psychometric Evaluation in a Sample of the General French Population.

76 Denny et al. (2013). Intuitive eating in young adults: Who is doing it, and how is it related to disordered eating behaviors?.